PANDUAN BAGI PASIEN PASCA OPERASI LARINGEKTOMI

THE LARYNGECTOMEE GUIDE INDONISIAN EDITION

ITZHAK BROOK M.D.

ISBN 978-1-71671-848-9

Kontributor:

Dr. Marlinda Adham, Sp.THT-KL(K), PhD. FACS [1]

Dr. Ika Dewi Mayangsari, Sp.THT-KL(K), FICS [1]

Dr. Dr. Fauziah Fardizza, Sp.THT-KL(K), FICS [1]

Dr. Saffanah Zahra [2]

Dr. Putri Febrina [2]

[1]   Departemen THT-KL Fakultas Kedokteran Universitas Indonesa. RS. Dr. Cipto Mangunkusumo, Jakarta , Indonesia

[2]   Fakultas Kedokteran Universitas Indonesia, Jakarta , Indonesia

Penafian:

Dr. Brook bukan ahli dalam otolaringologi dan operasi kepala dan leher. Panduan ini bukan pengganti untuk perawatan medis oleh para profesional medis.

Daftar Isi

BAB 1: DIAGNOSIS DAN TATALAKSANA KANKER LARING

Gambaran

Kanker laring dapat mempengaruhi *voice box*. Kanker yang berasal dari pita suara disebut dengan kanker laring; kanker pada hipofaring disebut kanker hipofaring. Hipofaring merupakan bagian dari tenggorok (faring) yang berada di sebelah dan di belakang laring. Kedua kanker tersebut sangat dekat antara satu dengan yang lainnya dan prinsip tata laksana kedua kanker tersebut serupa dan melibatkan pengangkatan laring (laringektomi). Walaupun pembahasan dibawah akan membahas kanker laring, pembahasan ini juga dapat diaplikasikan pada kanker hipofaring.

Kanker laring terjadi ketika sel ganas muncul pada laring. Pada laring, terdapat korda vokalis (pita suara asli), yang menghasilkan suara yang dapat didengar ketika gelombang getaran melewati tenggorok, mulut, dan hidung.

Laring dibagi atas 3 regio anatomis, yaitu glotis (bagian tengah laring, termasuk di dalamnya korda vokalis); supraglotis (bagian atas laring, meliputi epiglottis, arytenoid, dan lipatan ariepiglotika, dan *false cord* (pita suara palsu) atau lipatan vestibular); dan subglottis (bagian bawah laring). Sebagian besar kanker laring berasal dari glotis, walaupun pada akhirnya, kanker tersebut dapat berkembang ke semua bagian laring.

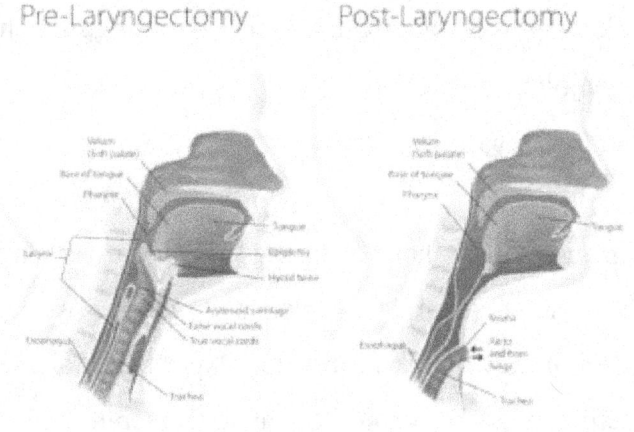

Gambar 1. Anatomi sebelum dan sesudah laringektomi.

Kanker laring dan hipofaring dapat menyebar dan meluas secara langsung ke struktur yang berdekatan, melalui penyebaran (metastasis) ke nodus limfe servikal, atau melalui aliran darah ke lokasi lain yang lebih jauh. Metastasis jauh kanker laring yang tersering adalah metastasis ke paru dan hati. Subtipe histologis karsinoma sel skuamosa ditemukan pada 90 – 95% kasus kanker laring dan hipofaring.

Merokok dan konsumsi alkohol dapat menjadi faktor risiko utama dari kanker laring. Pajanan terhadap HPV diperkirakan berhubungan dengan kanker orofaring serta derajat ringan kanker laring dan hipofaring.

Saat ini, terdapat 50,000 – 60,000 laringektomi yang dilakukan di USA. Berdasarkan *Surveillance Epidemiology and End Results* (SEER) *Cancer Statistics Review of the National Cancer Institute,* diperkirakan sebanyak 12,250 laki-laki dan perempuan terdiagnosis kanker laring setiap tahunnya. Angka tindakan laringektomi telah menurun karena semakin sedikit orang yang merokok dan ditemukannya terapi terkini yang dapat menyelamatkan laring.

Diagnosis

Tanda dan gejala kanker laring meliputi:
- Suara nafas abnormal (nada tinggi)
- Batuk kronis (dengan atau tanpa disertai darah)
- Gangguan menelan
- Sensasi seperti adanya benjolan di tenggorok
- Serak yang tidak membaik dalam 1 – 2 minggu
- Nyeri pada leher dan telinga
- Nyeri tenggorok yang tidak membaik dalam 1 – 2 minggu, dengan antibiotik
- Bengkak atau benjolan pada leher
- Penurunan berat badan yang mendadak

Gejala yang berhubungan dengan kanker laring bergantung pada lokasinya. Serak yang persisten dapat menjadi keluhan awal dari kanker pada glotis. Gejala lanjutan dapat meliputi gangguan menelan, nyeri telinga, batuk kronis dan dapat berdarah, serta suara serak. Kanker supraglotis biasanya terdiagnosis hanya ketika kanker tersebut menyebabkan sumbatan jalan nafas atau terdapat nodus limfe metastatik yang teraba. Tumor subglotis primer memiliki ciri khas terdapat suara serak atau keluhan sulit bernafas.

Saat ini, belum ada pemeriksaan yang dapat mendiagnosis kanker secara akurat. Evaluasi lengkap dari pasien secara umum membutuhkan anamnesis dan pemeriksaan fisik, yang disertai dengan uji diagnostik. Berbagai pemeriksaan dibutuhkan untuk membedakan apakah seseorang memiliki kanker atau memiliki kondisi lain yang menyerupai gejala kanker, seperti infeksi.

Pemeriksaan diagnostik yang efektif digunakan untuk mengonfirmasi atau mengeliminasi adanya kanker, memantau progresinya, dan merencanakan serta mengevaluasi efektivitas terapi. Pada beberapa kondisi, pemeriksaan ulang penting untuk dilakukan jika terdapat perubahan pada kondisi pasien, sampel yang didapatkan tidak berkualitas, atau hasil abnormal yang perlu dikonfirmasi ulang. Prosedur diagnosis pada kanker, meliputi pencitraan, uji laboratorium, biopsy tumor, pemeriksaan endoskopis, pembedahan, atau pemeriksaan genetic.

Pemeriksaan dan prosedur berikut dapat bermanfaat untuk membantu diagnosis dan pengategorian kanker laring yang memengaruhi pilihan terapi:

- **Pemeriksaan fisis pada tenggorok dan leher**
  Pemeriksaan ini dapat membantu dokter untuk merasakan adanya pembesaran nodus limfe pada leher dan melihat bagian tenggorok melalui kaca yang kecil dan panjang untuk memeriksa adanya abnormalitas.

- **Endoskopi**
  Pada prosedur ini, endoskop (tabung fleksibel yang berlampu) dimasukkan melalui hidung atau mulut menuju laring, sehingga pemeriksa dapat melihat secara langsung struktur pada bagian-bagian tersebut.

- **Laringoskopi**
  Pada prosedur ini, pemeriksa memeriksa laring dengan kaca atau dengan laringoskop (tabung kaku yang berlampu)

- **CT scan**
  CT scan dapat memberikan gambaran radiografi detail dari situs tubuh yang diperiksa. Bahan kontras dapat diinjeksikan atau ditelan untuk memberikan visualisasi organ atau jaringan yang lebih baik.

- **MRI**

MRI menggunakan magnet dan gelombang radio untuk menghasilkan gambaran detail dari bagian dalam tubuh yang bersangkutan.

- **Barium swallow**

  Pada pemeriksaan ini, pasien meminum larutan barium yang akan melewati esofagus dan lambung. Nantinya, pemeriksaan x-ray dari esofagus dan lambung akan diperiksa pada pasien.

- **Biopsi**

  Jaringan diambil untuk dapat diperiksa melalui mikroskop untuk memeriksa adanya kanker.

Potensi penyembuhan dari kanker laring bergantung pada beberapa faktor, yaitu:

- Seberapa luas kanker sudah menyebar (*stage*)
- Penampakan sel kanker (*grade*)
- Lokasi dan ukuran tumor
- Usia, jenis kelamin, dan kondisi umum pasien

Selain itu, merokok dan konsumsi alkohol dapat menurunkan efektivitas terapi kanker laring. Pasien dengan kanker laring yang tetap merokok dan minum alkohol lebih rendah kemungkinannya untuk sembuh dan lebih berisiko untuk terjadinya tumor kedua.

Tata laksana kanker faring

Individu dengan kanker laring tahap awal dapat ditatalaksana dengan terapi pembedahan atau radiasi. Kasus kanker laring tahap lanjut membutuhkan terapi kombinasi, meliputi pembedahan dan kombinasi antara radiasi dan kemoterapi, yang biasanya diberikan bersamaan.

Targeted therapy merupakan pilihan terapi lain yang, secara spesifik, digunakan pada kanker laring stadium lanjut. *Targeted therapy* dilakukan dengan menggunakan obat atau substansi lain yang memblokade pertumbuhan dan penyebaran kanker dengan mengganggu melalui molekul spesifik yang meliputi pertumbuhan dan progresi tumor.

Pilihan tata laksana bergantung pada kondisi umum pasien, lokasi tumor, dan apakah kanker sudah menyebar atau belum.

Tim multidisiplin melakukan kolaborasi untuk merencanakan terapi. Tim tersebut meliputi:

- Spesialis telinga, hidung, dan tenggorok
- Spesialis bedah kepala dan leher
- Spesialis onkologi medis
- Spesialis onkologi radiasi

Tenaga kesehatan lain yang bekerja dengan spesialis-spesialis tersebut sebagai tim, meliputi dokter gigi, bedah plastik, bedah rekonstruksi, rehabilitasi bicara dan bahasa, perawat onkologi, dietisien, dan konselor.

Pilihan terapi bergantung pada beberapa faktor, yaitu:

- Seberapa luas kanker sudah menyebar (*stage*)
- Lokasi dan ukuran tumor
- Mempertahankan kemampuan pasien untuk bicara, makan, dan bernafas senormal mungkin
- Kejadian kanker ulangan

Tim multidisiplin harus mendeskripsikan pilihan terapi yang tersedia pada pasien dan hasil yang diharapkan, serta efek samping yang mungkin terjadi. Pasien harus mempertimbangkan pilihan yang tersedia dan memahami bagaimana terapi tersebut mempengaruhi kemampuan makan, menelan, dan berbicara, serta perubahan penampilan yang dapat terjadi setelah terapi. Pasien dan tim kolaborasi kesehatan dapat bekerja sama untuk mengembangkan rencana terapi yang sesuai dengan kebutuhan dan ekspektasi pasien.

Terapi suportif untuk kontrol nyeri dan gejala lain yang dapat memperbaiki efek samping potensial dan meredakan kekhawatiran harus diberikan sebelum, saat, dan setelah terapi kanker.

Pasien harus diinformasikan dengan baik sebelum pasien menentukan pilihannya. Apabila dibutuhkan, opini medis tambahan dapat membantu. Pada saat diskusi rencana terapi, pasien dapat membawa pendamping (keluarga atau teman) untuk membantu pasien menentukan pilihan.

Berikut ini adalah pertanyaan-pertanyaan yang biasanya ditanyakan tim multidisplin:

- Apa ukuran, lokasi, penyebaran, dan stadium tumor?
- Apa pilihan terapi yang ada? Apakah meliputi bedah, terapi radiasi, kemoterapi, atau kombinasi?
- Apa efek samping, risiko, dan keuntungan pada setiap terapi?
- Bagaimana menatalaksana efek samping?
- Bagaimana bunyi suara setelah dilakukan terapi?
- Apa peluang untuk dapat makan normal?
- Bagaimana mempersiapkan terapi?
- Apakah terapi membutuhkan hospitalisasi dan berapa lama?
- Berapa biaya terapi dan apakah di dalam cangkupan asuransi?
- Bagaimana terapi dapat mempengaruhi kehidupan, pekerjaan, dan aktivitas normal?
- Apakah uji klinis menjadi pilihan yang baik?
- Apakah dokter dapat merekomendasikan ahli lain untuk pendapat tambahan mengenai pilihan tata laksana?
- Berapa lama *follow-up* yang diperlukan?

BAB 2: TIPE LARINGEKTOMI, KELUARAN, MANAJEMEN NYERI, DAN PENCARIAN PENDAPAT MEDIS LAIN

Tipe Laringektomi

Tata laksana kanker laring pada umumnya membutuhkan pembedahan. Prosedur pembedahan dilakukan dengan menggunakan baik dengan pisau bedah ataupun laser. Pembedahan dengan laser dilakukan dengan menggunakan alat yang menghasilkan gelombang cahaya yang dapat memotong atau menghancurkan jaringan.

Prosedur bedah untuk kanker laring terdiri atas 2 jenis, yaitu:

- **Pengangkatan sebagian laring**: prosedur bedah hanya mengangkat bagian laring yang terdapat tumor.
- **Pengangkatan seluruh laring**: prosedur bedah mengangkat seluruh bagian laring dan beberapa jaringan di dekatnya.

Nodus lime yang berdekatan dengan situs kanker dapat ikut diangkat pada kedua tipe pembedahan tersebut.

Pasien membutuhkan bedah rekonstruksi atau plastik untuk memperbaiki jaringan yang terdampak. Prosedur pembedahan biasanya akan mengambil jaringan dari bagian tubuh lain untuk memperbaiki situs pembedahan di tenggorok dan/atau leher. Bedah rekonstruksi atau plastik biasanya dilakukan bersamaan dengan pengangkatan kanker atau dapat juga dilakukan di lain waktu.

Keluaran Pembedahan

Keluaran utama dari pembedahan, meliputi:

- Pembengkakan tenggorok dan leher

- Nyeri lokal
- Kelelahan
- Peningkatan produksi mukus
- Perubahan penampilan fisik
- Mati rasa, tegang otot, dan kelemahan
- Trakeostomi

Sebagian besar orang merasa kelemahan atau kelelahan setelah pembedahan, bengkak pada leher, dan nyeri serta rasa tidak nyaman pada beberapa awal. Obat-obatan pereda nyeri dapat diberikan untuk meringankan gejala.

Prosedur bedah dapat menyebabkan gangguan menelan, makan, atau berbicara. Namun, tidak semua kondisi tersebut bersifat permanen. Pasien-pasien yang mengalami gangguan berbicara pasca bedah dapat tetap berkomunikasi secara tertulis. Selain itu, pasien-pasien pasca bedah juga dapat membuat rekaman pesan suara untuk menginformasikan kepada penelepon mengenai gangguan bicara yang dialaminya.

Elektrolaring dapat digunakan untuk berbicara beberapa hari setelah pembedahan. Oleh karena pembengkakan leher dan jahitan pasca bedah, pengantaran getaran dengan rute intra-oral melalui tabung seperti sedotan lebih dipilih.

Persiapan Bedah

Sebelum dilakukan operasi, diskusi mendalam dengan dokter bedah mengenai semua pilihan terapi pembedahan dan keluaran jangka pendek dan jangka panjang yang dapat terjadi penting untuk dilakukan. Pasien dapat mengalami cemas dan stress yang berlebih sebelum dilakukan prosedur bedah. Oleh karena itu, menghadirkan pendamping pasien (seperti anggota keluarga atau teman) untuk menghadiri pertemuan dengan dokter bedah penting untuk dilakukan. Pasien diberikan kesempatan untuk bertanya dan mendiskusikan hal-hal yang dikhawatirkan serta meminta klarifikasi kepada dokter bedah. Dokter bedah harus mengetahui bahwa pasien sudah mengerti penjelasannya secara baik.

Selain konsultasi dengan dokter bedah, pasien harus bertemu dengan tenaga kesehatan berikut ini sebelum melakukan tindakan pembedahan:

- Spesialis penyakit dalam dan/atau dokter keluarga
- Spesialis lain untuk masalah kesehatan spesifik, seperti spesialis jantung, paru, dan sebagainya
- Spesialis onkologi radiasi
- Spesialis onkologi medis
- Spesialis anestesi
- Dokter gigi
- Ahli bicara dan bahasa
- Konselor kesehatan mental
- Spesialis gizi

Pasien juga dapat bertemu dengan pasien lain yang sudah menjalani prosedur laringektomi. Pasien dapat memperoleh informasi mengenai opsi cara bicara, berbagi pengalaman, dan mendapat dukungan moral.

Memperoleh Pendapat Lain

Ketika dihadapkan dengan diagnosis baru yang memiliki beberapa pilihan terapi, pasien perlu untuk mencari pendapat ahli lain yang sudah berpengalaman di bidang tersebut. Terdapat beberapa situasi di mana terapi tidak dapat diulang. Hal-hal itulah yang menyebabkan konsultasi ke lebih dari 1 spesialis sebelum menentukan pilihan terapi menjadi sangat penting.

Beberapa individu mungkin enggan untuk mencari spesialis lain untuk pendapat kedua. Beberapa individu mungkin takut tindakan mencari pendapat kedua ini merupakan bentuk ketidakpercayaan atau keraguan terhadap dokter utamanya. Sebagian besar dokter mendukung pasien-pasiennya untuk mencari pendapat lain dan tidak akan merasa direndahkan atau diintimidasi. Lebih jauh lagi, banyak perusahaan asuransi yang menerima keputusan tersebut. Dokter kedua mungkin saja setuju dengan diagnosis dan rencana terapi dokter pertama. Sebaliknya, mungkin saja dokter lain mengajukan pendekatan yang berbeda. Walaupun demikian, pada akhirnya, pasien memiliki berbagai informasi berharga, yang dapat menimbulkan kepercayaan diri untuk menentukan pilihan.

Proses pencarian pendapat dokter lain mungkin membutuhkan tambahan waktu dan tenaga. Secara umum, penundaan terhadap terapi awal tidak akan menyebabkan penurunan efektivitas terapi.

Terdapat beberapa cara untuk mencari ahli untuk pendapat tambahan. Pasien dapat meminta rekomendasi spesialis lain kepada dokter utamanya, lembaga sosial penyakit terkait, rumah sakit terdekat, atau sekolah kedokteran. Walaupun pasien dengan kanker umumnya membutuhkan penanganan dan pengangkatan kankernya sesegera mungkin, menunggu untuk pendapat lain juga sangatlah penting.

Manajemen nyeri pasca bedah

Derajat nyeri pasca laringektomi (atau bedah kepala dan leher lainnya), bersifat sangat subjektif, tetapi secara umum, sebagian luas pembedahannya, semakin besar juga kemungkinan pasien mengalami nyeri. Beberapa prosedur bedah rekonstruktif, di mana jaringan dipindahkan (*flap*) dari otot data, lengan bawah, paha, jejunu, atau lambung memiliki kemungkinan peningkatan atau pemanjangan durasi nyeri yang lebih besar.

Pasien dengan diseksi leher radikal akan mengalami sensasi nyeri lain. saat ini, sebagian besar pasien menjalani prosedur diseksi leher radikal termodifikasi, di mana saraf aksesori spinal (NXI) tidak diangkat. Apabila saraf aksesori spinal tersebut dipotong atau diangkat ketika pembedahan, kemungkinan pasien untuk mengalami rasa tidak nyaman, kekakuan, dan penurunan ROM bahu lebih besar. Keluhan-keluhan tersebut dapat dicegah dengan olahraga dan rehabilitasi.

Individu dengan nyeri kronis sebagai akibat dari laringektomi atau bedah kepala dan leher lainnya memerlukan evaluasi dari spesialis penanganan nyeri.

BAB 3: EFEK SAMPING TERAPI RADIASI UNTUK KANKER KEPALA DAN LEHER

Terapi radiasi (RT) sering digunakan untuk menatalaksana kanker kepala dan leher. Tujuan dari RT ini adalah untuk membunuh sel kanker. Oleh karena sel-sel tersebut terus membelah dan bertumbuh lebih cepat dibandingkan dengan sel normal, sel-sel kanker tersebut cenderung lebih dapat dihancurkan dengan radiasi. Sebaliknya, walaupun mungkin dapat ikut dirusak, sel-sel sehat akan pulih kembali.

Jika RT direkomendasikan, spesialiasi onkologi radiasi akan mempersiapkan rencana terapi, meliputi dosis radiasi yang akan digunakan, jumlah terapi yang akan diberikan, dan jadwal pelaksanaan terapi. Rencana tersebut dibuat berdasarkan tipe dan lokasi tumor, keadaan umum pasien, dan terapi yang sedang/yang pernah didapatkan pasien.

Efek samping dari RT pada kanker kepala dan leher dibagi menjadi efek samping jangka pendek (akut) dan jangka panjang (kronis). Efek samping akut terjadi selama terapi atau sesaat setelah terapi (kurang lebih 2 – 3 minggu setelah menyelesaikan RT). Efek samping kronis dapat terjadi kapanpun setelahnya, dari hitungan beberapa minggu sampai beberapa tahun kemudian.

Pasien sering merasa terganggu dengan efek samping akut dari RT, walaupun efek samping tersebut akan hilang seiring dengan berjalannya waktu. Namun, oleh karena efek samping kronis membutuhkan penanganan seumur hidup, menyadari efek samping kronis tersebut menjadi hal yang penting dalam rangka mencegah dan/atau berhadapan dengan konsekuensi-konsekuensi tersebut.

Pasien kanker kepala dan leher harus mendapat konseling tentang pentingnya berhenti merokok. Selain rokok merupakan faktor risiko utama kanker kepala dan leher, risiko kanker pada perokok akan meningkat drastis dengan konsumsi alkohol. Merokok juga dapat mempengaruhi prognosis kanker. Ketika merokok tetap dilanjutkan pada saat dan setelah RT, merokok dapat meningkatkan keparahan dan durasi reaksi mukosa, memperberat mulut kering, dan menurunkan hasil terapi pasien. Pasien yang tetap melanjutkan rokok ketika mendapat RT memiliki *survival rate* jangka panjang yang lebih rendah dibandingkan dengan yang tidak merokok.

- **Efek samping jangka pendek**

Efek samping jangka pendek RT, meliputi inflamasi mukosa orafaring (mukositis), nyeri menelan (odinofagia), sulit menelan (disfagia), suara serak, xerostamia, nyeri orofasial, dermasitis, mual, muntah, dan penurunan berat badan. Efek samping-efek samping tersebut dapat terjadi pada sebagian besar pasien dan membaik seiring berjalannya waktu. Keparahan efek samping yang muncul dipengaruhi oleh besaran dan metode RT, lokasi dan persebaran tumor, dan kondisi umum serta gaya hidup pasien (merokok, konsumsi alcohol, dan sebagainya).

- o **Kerusakan kulit**

  Radiasi dapat mengakibatkan kerusakan kulit yang menyerupai terbakar matahari. Pada pasien yang sedang menjalani RT, pasien disarankan untuk menghindari pajanan terhadap bahan kimia yang berpotensi menjadi iritan, paparan langsung terhadap sinar matahari dan angin, dan penggunaan lotion atau *ointment* yang mempengaruhi kedalaman penetrasi radiasi. Terdapat beberapa produk perawatan kulit yang dapat digunakan selama terapi radiasi untuk melumasi dan memproteksi kulit.

- o **Mulut kering**

  Penurunan produksi saliva (xerostomia) berkaitan dengan dosis radiasi yang digunakan dan volume jaringan saliva yang terkena radiasi. Minum dalam jumlah yang cukup dan berkumur dengan campuran larutan garam dan *baking soda* dapat membantu menyegarkan mulut, mengencerkan sekret oral yang pekat, dan meredakan nyeri. *Artificial saliva* dan rutin membasahi mulut dengan air juga dapat membantu mengatasi mulut kering.

- o **Perubahan rasa**

  Radiasi dapat menyebabkan perubahan rasa, seperti halnya radiasi dapat menyebabkan nyeri pada lidah. Hal tersebut dapat menyebabkan penurunan asupan makanan. Perubahan rasa dan nyeri lidah akan menghilang dalam kurun waktu 6 bulan, walaupun pada beberapa kasus, efek samping tersebut tidak pulih secara sempurna atau bahkan permanen.

o **Inflamasi mukosa orofaring (mukositis)**

Radiasi, seperti halnya kemoterapi, dapat merusak mukosa orofaring, menyebabkan mukositis secara bertahap, kurang lebih 2 – 3 minggu setelah dimulainya RT. Insidensi dan keparahan mukositis yang dialami pasien bergantung pada luas permukaan yang terpapar, dosis total, dan durasi RT. Kemoterapi dapat memperburuk kondisi mukositis pasien. Mukositis dapat semakin nyeri bersamaan dengan asupan makanan.

Penanganan mukositis meliputi higienitas oral, modifikasi diet, dan anestesi topikal yang dikombinasi dengan suspensi antasida dan antifungal. Makanan yang pedas, asam, kasar, dan panas harus dicegah, seperti halnya alkohol. Infeksi bakteri, virus dan jamur dapat terjadi pada pasien mukositis. Penanganan nyeri dengan menggunakan opiate atau gabapentin juga dapat digunakan apabila dibutuhkan. Mukositis dapat menyebakan defisiensi nutrisi. Pasien mukositis yang mengalami penurunan berat badan yang signifikan atau dehidrasi rekuren membutuhkan pemasangan NGT untuk menjaga nutrisi tetap adekuat.

o **Nyeri orofasial**

Nyeri orofasial biasanya terjadi pada pasien kanker kepala dan leher, kurang lebih 50% sebelum RT, 80% selama RT, dan sepertiga pasien dalam 6 bulan setelah terapi. Nyeri tersebut disebabkan oleh mukositis yang memberat dengan kemoterapi, dan kerusakan dari kanker, infeksi, inflamasi, dan skar pasca operasi atau terapi lainnya. Penatalaksanaan nyeri dilakukan dengan menggunakan obat analgesik atau golongan narkotik.

o **Mual dan muntah**

RT dapat menyebabkan mual, biasanya 2 – 6 jam setelah RT dan bertahan selama kurang lebih 2 jam. Mual bisa disertai atau tidak disertai dengan muntah.

Penanganan mual dan muntah, meliputi:

- Makan dalam jumlah sedikit dengan frekuensi sering, dibandingkan dengan 3 kali makan besar. Mual akan memburuk jika perut kosong.
- Makan perlahan, mengunyah makanan hingga lunak, dan tetap tenang.

- Makan makanan dengan suhu dingin atau suhu ruangan. Makanan panas atau hangat dapat memicu mual.
- Menghindari makanan yang sulit dicerna, seperti makanan pedas, makanan yang tinggi lemak, atau makanan yang kaya bumbu.
- Istirahat setelah makan (berbaring dengan kepala yang dielevasikan)
- Minum setelah makan, bukan minum saat makan.
- Minum sebanyak 6 – 8 gelas sehari untuk mencegah dehidrasi.
- Makan lebih banyak ketika tidak merasa mual
- Menginformasikan kepada tenaga medis sebelum terapi apabila terdapat mual yang persisten.
- Menatalaksana muntah persisten sesegera mungkin, karena terdapat risiko dehidrasi
- Tatalaksana mual dengan obat anti-mual sesuai indikasi

Muntah yang persisten dapat menyebabkan tubuh kehilangan banyak air dan nutrisi. Jika muntah berlanjut hingga lebih dari 3 kali sehari dan pasien tidak minum air dalam jumlah yang cukup, maka pasien dapat mengalami dehidrasi. Kondisi ini dapat menyebabkan komplikasi yang berat apabila tidak ditangani.

Tanda-tanda dehidrasi meliputi:

- Jumlah urin yang sedikit
- Urin berwarna gelap
- Nadi meningkat
- Sakit kepala
- Kulit yang kering dan merah
- *Coated tongue*
- Mudah marah dan/atau kebingungan

Muntah yang persisten dapat mengurangi efektivitas pengobatan. Jika muntah terus berlanjut, RT dapat dihentikan sementara. Cairan melalui intravena dapat berguna untuk memperbaiki nutrisi dan elektrolit.

- **Mudah lelah**

Mudah lelah merupakan salah satu efek samping RT yang paling sering terjadi. RT dapat menyebabkan kelelahan yang meningkat seiring berjalannya waktu. Kelelahan tersebut biasanya berlangsung selama 3 – 4 minggu setelah terapi dihentikan, tetapi dapat juga berlanjut hingga 2 – 3 bulan ke depan.

Faktor yang berperan dalam terjadinya kelelahan, antara lain anemia, berkurangnya asupan makanan dan cairan, obat-obatan, hipotiroidisme, nyeri, stress, depresi, dan kurang tidur/istirahat.

Istirahat, konservasi energi, dan memperbaiki faktor-faktor di atas dapat membantu untuk mengatasi mudah lelah.

- **Efek samping jangka panjang**

Efek samping jangka panjang dari RT, meliputi mulut kering yang permanen, osteoradionekrosis, ototoksik, fibrosis, limfedema, hipotiroidisme, dan kerusakan struktur leher.

  o **Mulut kering permanen**

  Walaupun mulut kering (xerostomia) dapat membaik pada sebagian besar pasien, kondisi mulut kering tersebut bisa juga terjadi secara permanen.

  Penanganan mulut kering meliputi penggunaan *artificial saliva* dan membasahi mulut dengan air secara rutin. Hal ini akan memicu peningkatan frekuensi berkemih saat malam hari, terutama pada pasien laki-laki dengan pembesaran prostat dan pasien dengan kandung kemih yang kecil. Obat-obatan yang dapat digunakan untuk mengatasi xerostomia, meliputi stimulant air liur (sialagogue), pilokarpin, amifostine, cevimeline, dan akupuntur.

  o **Osteoradionekrosis pada rahang**

  Osteoradionekrosis pada rahang merupakan komplikasi berat yang berpotensi dapat terjadi, serta membutuhkan intervensi dan rekonstruksi bedah untuk penanganannya. Gejala-gejala dari osteoradionekrosis berbeda-beda bergantung pada lokasi dan ekstensi lesi, meliputi nyeri, nafas yang berbau busuk, gangguan pengecap (dysgeusia), baal, trismus, gangguan bicara dan mengunyah, pembentukan fistula, fraktur patologis, dan infeksi.

Tulang rahang (mandibula) merupakan tulang yang paling sering terdampak pada kasus kanker nasofaring. Tulang maksila jarang terlibat karena adanya perbedaan sirkulasi darah yang memperdarahinya.

Ekstraksi gigi dan penyakit gigi pada area yang teradiasi merupakan faktor risiko utama berkembangnya osteoradionekrosis. Pada beberapa kasus, ekstraksi gigi sebelum RT penting untuk dilakukan jika terdapat gigi yang bermasalah pada area yang akan terkena radiasi. Gigi yang tidak sehat dapat menjadi sumber infeksi pada tulang rahang, yang akan semakin sulit sembuh setelah dilakukan radiasi.

Penanganan pada gigi yang mengalami gangguan akibat RT dapat mengurangi risiko terjadinya komplikasi osteoradionekrosis. Osteoradionekrosis ringan dapat ditatalaksana dengan *debridement*, antibiotic, dan penggunaan *ultrasound*. Ketika nekrosis sudah semakin luas, reseksi radikal dan rekonstruksi mikrovaskular perlu dilakukan.

Profilaksis dental dapat mengurangi masalah tersebut, yaitu dengan terapi dengan menggunakan *fluoride* khusus, bersamaan dengan tindakan membersihkan gigi secara rutin.

Terapi oksigen hiperbarik (HBO) dapat digunakan pada pasien yang berisiko atau pada pasien yang sudah mengalami osteoradionekrosis. Namun, manfaat HBO untuk mencegah dan menatalaksana osteoradionekrosis masih belum terbukti jelas. Pasien harus selalu mengingatkan dokter giginya mengenai RT yang sedang dijalaninya apabila akan melakukan ekstrasi gigi atau operasi gigi. Osteoradionekrosis dapat dicegah dengan terapi HBO sebelum dan sesudah RT. Terapi HBO tersebut direkomendasikan apabila gigi-gigi tersebut terpapar oleh radiasi dosis tinggi. konsultasi dengan spesialis onkologi radiasi sebagai penanggungjawab terapi radiasi juga dapat membantu untuk memperkirakan luasnya pajanan radiasi.

o **Fibrosis dan trismus**

Dosis radiasi yang tinggi pada kepala dan leher dapat menyebabkan fibrosis. Kondisi ini dapat semakin memberat pasca bedah kepala dan leher, di mana leher berkembang tekstur seperti kayu dan terjadi keterbatasan ROM. Fibrosis onset lambat dapat terjadi pada faring dan esofagus dan berkaitan dengan striktur dan gangguan TMJ.

Fibrosis pada otot mengunyah dapat menyebabkan ketidakmampuan untuk membuka mulut (trismus atau *lockjaw*), yang dapat berkembang seiring berjalannya waktu. Secara umum, pasien akan mengalami kesulitan untuk makan, tetapi artikulasi tidak terpengaruh kondisi tersebut. Trismus mempersulit pemeliharaan oral dan dapat menyebabkan gangguan berbicara atau menelan. Kondisi tersebut dapat diperkuat dengan adanya pembedahan sebelum radiasi. Pasien dengan kecenderungan mengalami trismus adalah pasien-pasien dengan tumor nasofaring, palatum, dan sinus maksilaris. Radiasi pada TMJ dan otot mengunyah dapat menyebabkan trismus. Trismus kronis dapat menyebabkan fibrosis secara bertahap. Trismus mempersulit pemeliharaan oral dan dapat menyebabkan gangguan berbicara atau menelan. Usaha ekstra untuk membuka mulut, latihan rahang, dan penggunaan alat pembuka mulut (Therabite™) dapat bermanfaat untuk pasien dengan kondisi ini. Alat tersebut semakin banyak digunakan sebagai profilaksis terhadap trismus.

Latihan rutin dapat mengurangi ketegangan pada leher dan meningkatkan ROM leher. Beberapa pasien memerlukan latihan-latihan tersebut seumur hidup untuk mempertahankan mobilitas lehernya, khususnya apabila kekakuan disebabkan oleh radiasi. Terapi untuk menghilangkan fibrosis dan mengurangi pembengkakan oleh terapis yang berpengalaman juga dapat bermanfaat. Modalitas terapi untuk menghilangkan fibrosis yang saat ini tersedia adalah dengan menggunakan laser eksternal.

Fibrosis pada kepala dan leher dapat semakin luas pada pasien yang menjalani operasi atau melakukan radiasi. Fibrosis pasca radiasi juga dapat melibatkan kulit dan jaringan subkutan, menyebabkan rasa tidak nyaman dan limfedema.

Gangguan menelan akibat fibrosis membutuhkan perubahan diet, penguatan faring, atau latihan menelan, terutama pada pasien yang sudah menjalani bedah dan/atau kemoterapi. Latihan menelan semakin banyak digunakan sebagai tindakan pencegahan terhadap kasus striktur orofaring parsial atau total.

o **Gangguan penyembuhan luka**

Pada beberapa kasus laringektomi, gangguan penyembuhan luka dapat terjadi setelah dilakukan operasi, terutama pada area yang terpapar radiasi. Selain itu, pada beberapa kasus juga dapat terjadi fistula (hubungan abnormal antara tenggorok dan kulit. Luka yang menyembuh secara lambat dapat ditangani dengan penggunaan antibiotik dan *dressing* yang baik.

- o **Limfedema**

  Obstruksi pada saluran limfatik kutan dapat menyebabkan limfedema. Edema faring atau laring yang signifikan dapat mengganggu pernafasan, bahkan dapat menyebabkan pasien membutuhkan trakeostomi. Limfedema, striktur, dan disfungsi lain dapat menjadi faktor risiko pasien mengalami aspirasi dan membutuhkan NGT.

- o **Hipotiroidisme**

  RT hampir selalu berkaitan dengan hipotiroidisme. Insidensi hipotiroidisme tersebut beragam, di mana kejadian hipotiroidisme tersebut bergantung pada dosis dan durasi dari RT.

- o **Kerusakan saraf**

  RT pada leher dapat memengaruhi korda spinalis, menyebabkan *self-limited transverse myelitis* atau biasa dikenal dengan *"Lhermitte sign"*. Pasien akan merasakan sensasi seperti tersengat listrik, terutama ketika pasien memfleksikan lehernya. Kondisi ini jarang berkembang menjadi *true transverse myelitis*, yang berhubungan dengan *Brown-Sequard syndrome* (hilangnya sensasi dan fungsi motorik akibat dari hilangnya fungsi bagian lateral dari korda spinalis).

  RT dapat mengakibatkan disfungsi system saraf perifer, yang disebabkan oleh kompresi eksternal dari fibrosis dan penurunan suplai darah akibat adanya fibrosis. Nyeri, hilangnya sensasi, dan kelemahan merupakan gejala yang sering terjadi pada disfungsi sarah perifer. Disfungsi otonom dengan hipotensi ortostatik dan kelainan lainnya juga dapat ditemukan pada pasien yang menjalani RT.

- o **Ototoksisitas**

  Radiasi pada telinga menyebakan otitis dengan efusi. Radiasi dosis tinggi dapat menyebabkan penurunan pendengaran sensorineural (kerusakan telinga dalam, saraf auditorik, atau otak).

o **Kerusakan struktur leher**

Edema dan fibrosis pada leher sering terjadi setelah RT. Seiring berjalannya waktu, edema akan mengeras, mengakibatkan kekakuan leher. Kerusakan lain yang dapat terjadi, antara lain penyempitan arteri karotis (stenosis) dan stroke, rupture arteri karotis, fistula orofaring – kutan, dan kerusakan baroreseptor arteri karotis yang dapat mengakibatkan hipertensi mendadak atau rekuren.

Tatalaksana yang dapat dilakukan, yaitu pengangkatan sumbatan (endarterektomi), pemasangan stent pada arteri karotis, dan *bypass* karotis prostesa.

- **Hipertensi akibat kerusakan baroreseptor**

Radiasi pada kepala dan leher dapat merusak baroreseptor pada arteri karotis. Baroreseptor tersebut berfungsi untuk mendeteksi tekanan aliran darah di dalamnya, dan mengirim sinyal ke sistem saraf pusat untuk meningkatkan atau mengurangi resistensi perifer dan curah jantung. Beberapa pasien yang mendapat radiasi dapat mengalami hipertensi paroksismal atau labil.

- **Hipertensi labil**

Pada kondisi ini, tekanan darah berfluktuasi jauh dari tekanan darah normal pasien. Tekanan darah pasien dapat berubah drastis dari nilai rendah (contoh 120/80 mmHg) menuju ke nilai tinggi (170/105 mmHg). Pada beberapa kondisi, fluktuasi tersebut bersifat asimptomatik, tetapi dapat juga menyebabkan sakit kepala. Hubungan antara peningkatan tekanan darah dan stress seringkali ditemukan.

- **Hipertensi paroksismal**

Pasien dengan peningkatan tekanan darah yang drastis secara mendadak (lebih dari 200/110 mmHg), berhubungan dengan onset gejala fisik yang mendadak juga, seperti sakit kepala, nyeri dada, mual, pusing, palpitasi, kemerahan dan berkeringat. Episode tersebut berlangsung selama 10 menit hingga beberapa jam, dan dapat terjadi setiap beberapa bulan hingga 1 atau 2 kali sehari. Di antara episode tersebut, tekanan darah biasanya normal atau sedikit meningkat. Pada umumnya, pasien tidak dapat mengidentifikasi faktor psikologis apa yang menyebabkan kondisi paroksismal tersebut. Riwayat penyakit yang dapat menyebabkan perubahan tekanan darah drastis harus disingkirkan terlebih dahulu, seperti feokromositoma).

Kedua kondisi tersebut merupakan kondisi yang serius dan membutuhkan penatalaksanaan segera. Penatalaksanaan kedua kondisi tersebut membutuhkan penanganan dari spesialis yang berpengalaman.

BAB 4: EFEK SAMPING KEMOTERAPI PADA KANKER KEPALA DAN LEHER

Kemoterapi pada kanker kepala dan leher digunakan sebagai tambahan terapi suportif pada sebagian besar pasien dengan kanker kepala dan leher metastatis atau tahap lanjut rekuren. Pilihan terapi sistemik spesifik dipengaruhi oleh agen kemoterapeutik dan pendekatan untuk mempertahankan organ yang terimbas. Terapi suportif meliputi pencegahan infeksi yang disebabkan supresi sumsum tulang dan mempertahankan nutrisi adekuat.

Pilihan terapi meliputi terapi dengan agen tunggal dan regimen kombinasi dengan kemoterapi sitotoksik konvensional dan/atau agen spesifik secara molecular, dikombinasikan dengan terapi suportif yang optimal. Kemoterapi diberikan dalam sebuah siklus, diselingi antara periode terapi dan istirahat.

Daftar agen kemoterapeutik dan efek sampingnya dapat dilihat di https://stanfordhealthcare.org/medical-treatments/c/chemotherapy/side-effects/drugs-side-effects.html

Obat kemoterapeutik yang diberikan secara intravena, bekerja di seluruh bagian tubuh dengan menghambat pertumbuhan sel kanker. Kemoterapi untuk tata laksana kanker kepala dan leher biasanya diberikan bersamaan dengan terapi radiasi, dikenal dengan kemoradiasi. Kemoradiasi dapat diberikan sebagai adjuvant kemoterapi atau sebagai neoadjuvant kemoterapi.

Kemoterapi adjuvant digunakan untuk terapi setelah bedah untuk mengurangi risiko rekurensi kanker, dan membunuh sel yang dapat menyebar. Kemoterapi neoadjuvant diadministrasikan sebelum operasi untuk memperkecil ukuran tumor, sehingga memudahkan mengangkat tumor. Kemoterapi yang diadministrasikan sebelum kemoradiasi disebut dengan kemoterapi induksi.

Efek samping kemoterapi

Kemungkinan efek samping kemoterapi bergantung pada individu pasien. Beberapa menunjukkan efek samping yang ringan, sementara yang lain menunjukkan efek samping yang berat. Banyak individu yang tidak mengalami efek samping hingga akhir terapi.

Kemoterapi dapat menyebabkan beberapa efek samping yang sementara. Walaupun efek samping tersebut dapat memburuk setelah dikombinasi dengan terapi radiasi, efek samping tersebut biasanya akan menghilang secara bertahap setelah terapi dihentikan.

Efek samping bergantung dengan agen kemoterapeutik yang digunakan. Hal ini disebabkan karena obat kemoterapi bekerja dengan membunuh semua sel yang aktif bertumbuh, termasuk di dalamnya sel di saluran cerna, folikel rambut, dan sumsum tulang, seperti halnya sel kanker. Efek samping yang sering terjadi, antara lain mual, muntah, diare, mukositis di mulut (menyebabkan gangguan menelan dan sensitivitas pada mulut dan tenggorok), peningkatan kerentanan terhadap infeksi, anemia, rambut rontok, kelemahan general, baal pada kaki dan tangan, penurunan pendengaran, gangguan ginjal, gangguan perdarahan, malaise, dan gangguan keseimbangan. Dokter spesialis onkologi dan spesialis lainnya memantau dan menangani efek samping-efek samping tersebut.

Efek samping yang paling sering terjadi, antara lain:

- **Menurunkan resistensi terhadap infeksi**

  Kemoterapi dapat menurunkan produksi sel darah putih (neutropenia), menyebabkan pasien lebih rentan terhadap infeksi.

  Dampak tersebut biasanya terjadi tujuh hari setelah menjalani terapi dan penurunan resistensi terhadap infeksi mencapai titik puncak umumnya 10 – 14 hari setelah kemoterapi berakhir. Pada titik tersebut, sel darah mulai meningkat secara stabil dan kembali normal sebelum siklus kemoterapi berikutnya dimulai. Tanda dari infeksi meliputi demam 100.4^0F (38^0C) dan/atau perasaan sakit yang mendadak. Sebelum melanjutkan kemoterapi, pemeriksaan darah dilakukan untuk memastikan pemulihan sel darah putih dapat terjadi. Administrasi kemoterapi lanjutan dapat ditunda hingga sel darah telah pulih.

- **Memar atau perdarahan**

  Kemoterapi dapat menyebabkan memar atau perdarahan karena agen-agen kemoterapi tersebut dapat menurunkan produksi platelet yang dapat membekukan darah. Mimisan, bercak-bercak perdarahan atau memar pada kulit, dan perdarahan gusi dapat menjadi tanda-tanda yang harus diperhatikan.

- **Anemia**

  Kemoterapi dapat menyebabkan anemia. Pasien akan merasa mudah lelah. Anemia berat dapat ditatalaksana dengan transfusi darah atau obat yang memicu produksi sel darah.

- **Kerontokan rambut**

  Agen kemoterapi dapat menyebabkan kerontokan rambut. Rambut biasanya akan tumbuh kembali dalam jangka waktu 3 – 6 bulan setelah kemoterapi selesai. Sementara itu, rambut palsu, bandana, atau topi dapat digunakan untuk sementara.

- **Mukositis**

  Agen kemoterapi dapat menyebabkan mukositis yang mengganggu proses mengunyah dan menelan, perdarahan oral, disfagia, dehidrasi, rasa terbakar di dada, mual dan muntah, serta sensitif terhadap makanan asin, pedas, dan panas/dingin. Agen-agen tersebut juga menyebabkan stomatitis yang menyebabkan gangguan makan.

  Mual dan muntah dapat ditatalaksana dengan obat anti-mual. Obat kumur pencuci mulut juga dapat membantu mengurangi gejala. Efek samping-efek samping dapat memengaruhi proses menelan dan nutrisi. Saran dari dietisien harus ditujukan untuk mempertahankan nutrisi yang adekuat.

  Agen sitotoksik yang biasanya berkaitan dengan gejala kesulitan menelan (disfagia) adalah antimetabolit, seperti metotreksat dan fluorourasil. Kemoterapi yang radiosensitif juga dapat meningkatkan kemungkinan risiko mukositis.

- **Kelelahan**

  Kemoterapi dapat memengaruhi individu dengan berbagai cara. Beberapa orang dapat tetap hidup normal selama masa pengobatan, sementara beberapa orang lain dapat merasa sangat lelah dan lemah. Setiap obat kemoterapi dapat memberikan efek samping kelelahan. Efek samping kelelahan tersebut dapat bertahan beberapa hari atau persisten, bahkan dapat berlanjut terus hingga terapi selesai. Obat-obat seperti vincristine, vinblastine, dan cisplatin dapat menyebabkan kelelahan.

  Faktor-faktor yang dapat berperan dalam menyebabkan kelelahan, antara lain anemia, penurunan asupan makanan dan cairan, pengobatan, hipotiroidisme, nyeri, stress, depresi, dan kurang tidur atau istirahat.

Istirahat, konservasi energi, dan memperbaiki kondisi-kondisi di atas dapat menurunkan kelelahan tersebut.

BAB 5: LIMFEDEMA, PEMBENGKAKAN LEHER, DAN BAAL SETELAH RADIASI DAN BEDAH LIMFEDEMA

Pembuluh limfe mengalirkan cairan dan sel imun dari jaringan ke seluruh tubuh. Limfedema adalah retensi cairan dan pembengkakan jaringan yang terlokalisir, disebabkan penurunan fungsi sistem limfatik. Limfedema, yang merupakan komplikasi umum dari radiasi dan bedah kanker kepala dan leher, adalah akumulasi abnormal cairan yang kaya akan protein di ruang antar sel, yang menyebabkan inflamasi kronis dan reaksi fibrosis pada jaringan yang terdampak.

Radiasi menciptakan jaringan parut yang dapat mengganggu fungsi system limfatik. Nodus limfe servikal biasanya ikut diangkat bersamaan dengan pengangkatan kanker. Ketika dokter bedah mengangkat kelenjar tersebut, dokter bedah juga akan mengangkat sistem drainase limfatik dan memotong beberapa saraf sensorik. Hal ini menyebabkan membutuhkan waktu yang lebih lama untuk melakukan drainase, sehingga terjadilah pembengkakan. Seperti halnya banjir setelah hujan deras dengan drainase yang buruk, prosedur pembedahan membuat system aliran limfatik yang tidak dapat mendrainase secara adekuat, sama seperti baal pada area yang dipersarafi saraf yang terdampak (biasanya pada area leher, dagu, dan belakang telinga). Pada akhirnya, cairan limfatik tidak dapat masuk kembali ke sirkulasi sistemik dan terakumulasi di jaringan.

Terdapat dua jenis limfedema yang dapat terjadi pada pasien kanker kepala dan leher, yaitu pembengkakan eksternal pada kulit atau jaringan lunak dan pembengkakan internal pada mukosa faring dan laring. Limfedema umumnya terjadi secara lambat dan progresif, jarang terjadi nyeri, menyebabkan rasa tidak nyaman berupa sensasi seperti berat dan gatal, dan perubahan warna kulit.

Limfedema memiliki beberapa tahapan:

- Stage 0: tahap laten – tidak tampak/teraba edema
- Stage 1: akumulasi edema yang kaya protein, tampak edema *pitting* yang dapat membaik dengan elevasi

- Stage 2: *pitting* progresif, proliferasi jaringan ikat (fibrosis)
- Stage 3: non-*pitting*, tampak fibrosis, sclerosis, dan perubahan kulit

Limfedema pada kepala kepala dan leher dapat menyebabkan beberapa gangguan fungsi, meliputi:

- Kesulitan bernafas
- Gangguan penglihatan
- Penurunan fungsi motorik (penurunan ROM leher, kaku pada rahang atau trismus, dan sensasi sesak pada dada)
- Gangguan sensorik
- Masalah berbicara, suara, dan menelan (ketidakmampuan untuk menggunakan elektrolaring, kesulitan dalam artikulasi, hipersalivasi, dan kehilangan sensasi makanan pada mulut)
- Gangguan emosi (depresi, frustrasi, dan malu)

Limfatik akan menemukan cara yang baru untuk drainase sehingga bengkak dapat membaik, seiiring dengan berjalannya waktu. Spesialis dalam mengurangi edema (biasanya fisioterapis) dapat membantu pasien meningkatkan kemampuan drainasenya dan mempersingkat waktu perbaikan bengkaknya. Intervensi ini juga dapat mencegah area yang terdampak mengalami bengkak permanen dan fibrosis.

Tata laksana limfedema, meliputi:

- Drainase limfe manual (wajah dan leher, limfatik dalam, badan, intraoral)
- *Compressive bandage*
- Latihan pemulihan
- Kinesiotape
- Perawatan kulit
- Rehabilitasi onkologi
- Diuretik, *debulking*, sedot lemak, *compression pump*, dan elevasi kepala merupakan terapi yang tidak efektif

Kaku leher dan pembengkakan akibat limfedema akan membaik seiring berjalannya waktu. Tidur dengan elevasi tubuh bagian atas dapat mempercepat proses drainase cairan limfatik. Spesialis yang menangani limfedema dapat menunjukkan cara drainase limfe yang dapat membantu untuk mengurangi edema. Drainase limfe manual meliputi masase kulit untuk membantu drainase cairan limfatik yang terblokade. Pergerakan dan latihan juga penting untuk memperbaiki drainase limfatik. Terapis limfedema kepala dan leher dapat mengajarkan pasien sebuah latihan spesifik untuk memperbaiki ROM kepala dan leher.

Terapis limfedema kepala dan leher dapat menggunakan perban atau bahan kompresi yang dapat digunakan di rumah. Bahan-bahan tersebut diletakkan dan menekan area terdampak untuk membantu drainase dan mencegah pengisian kembali serta pembengkakan. Penggunaan perban harus dilakukan dalam arahan spesialis. Terdapat berbagai pilihan, bergantung pada lokasi limfedema untuk meningkatkan kenyamanan dan mencegah komplikasi akibat kompresi pada leher.

Saat ini, modalitas terapi baru untuk mengurangi limfedema, fibrosis, dan kekakuan otot leher adalah dengan menggunakan teknologi laser. Metode ini menggunakan sinar laser berenergi rendah yang diadministrasikan oleh terapis yang berpengalaman. Sinar laser akan masuk ke dalam jaringan, terserap ke dalam sel, dan menyebabkan perubahan proses metabolik. Sinar dihasilkan oleh *LTU-904 Portable Laser Therapeutic Unit*. Terapi ini dapat mengurangi limfedema pada leher dan wajah, serta meningkatkan ROM kepala. Metode ini merupakan metode yang tidak menimbulkan nyeri, di mana laser diletakkan pada beberapa lokasi di sekitar leher dengan interval 10 detik.

Terdapat banyak ahli terapi di bidang memperbaiki pembengkakan dan edema. Pasien dapat berkonsultasi dengan dokter bedahnya untuk dapat mengetahui terapi fisik yang sesuai.

Panduan untuk masase wajah dan leher dapat dilihat di *web site* http://www.aurorahealthcare.org/FYWB_pdfs/x23169.pdf

Baal pasca operasi

Nodus atau kelenjar limfe servikal umumnya diangkat bersamaan dengan pengangkatan kanker. Ketika pembedahan mengangkat kelenjar-kelenjar tersebut, saraf sensorik yang mempersarafi kulit wajah dan leher bagian bawah juga ikut diangkat. Hal ini menyebabkan adanya baal pada area yang dipersarafi oleh saraf tersebut. Beberapa area yang baal akan mengalami pemulihan sensasi setelah beberapa bulan operasi, tetapi mungkin saja terdapat area yang baal secara permanen.

Sebagian besar individu membiasakan diri terhadap sensasi baal tersebut dan dapat terhindar dari cedera akibat benda tajam, panas, atau dingin. Khusus untuk laki-laki, mencukur dengan alat cukur elektrik dipilih karena dapat menghindari cedera pada area yang baal.

Kulit yang baal harus dilindungi dari *sun burn* dengan menggunakan krim matahari dan/atau menggunakan bahan penutup. *Frostbite* dapat dicegah dengan menutupi area tersebut dengan syal.

BAB 6: METODE BERBICARA SETELAH LARINGEKTOMI

Meskipun laringektomi total mengangkat seluruh bagian laring (pita suara/kotak suara), sebagian besar pasien dengan laringektomi dapat memperoleh cara berbicara yang baru. Sekitar 85-90% pasien dengan laringektomi belajar berbicara dengan salah satu dari tiga metode di bawah. Sekitar sepuluh persen tidak berkomunikasi dengan berbicara tetapi menggunakan metode berdasar komputer atau metode lainnya.

Seseorang pada normalnya berbicara dengan mengembuskan nafas dari paru-paru untuk menggetarkan pita suara. Suara getaran ini dimodifikasi di dalam mulut oleh lidah, bibir, dan gigi untuk membuat suara yang membentuk pembicaraan. Meskipun pita suara yang menjadi sumber vibrasi diangkat saat prosedur laringektomi total, bentuk bicara lainnya dapat dibentuk dengan jalur baru untuk udara, serta menggunakan bagian saluran napas lainnya untuk dapat bergetar. Metode lainnya adalah dengan membuat vibrasi dengan sumber artifisial yang diletakkan di luar tenggorokan atau mulut dan kemudian menggunakan bagian mulut untuk membentuk pembicaraan.

Metode yang digunakan untuk dapat berbicara lagi bergantung kepada jenis pembedahan. Beberapa orang bisa menggunakan hanya satu metode, lainnya mungkin dapat menggunakan beberapa pilihan.

Setiap metode memiliki karakteristik unik, keuntungan, dan kerugian masing-masing. Tujuan dari mendapatkan cara baru berbicara adalah untuk memenuhi kebutuhan berkomunikasi dari pasien.

Ahli patologi wicara dan Bahasa dapat membantu dan memandu pasien dalam menggunakan metode-metode tersebut atau perangkat yang dibutuhkan untuk mencapai cara bicara yang paling dimengerti. Pembicaraan pasien akan membaik dalam enam bulan hingga satu tahun pasca laringektomi. Rehabilitasi suara aktif dihubungkan dengan pencapaian fungsi bicara yang lebih baik.

Tiga metode utama bicara setelah laringektomi adalah:

1. Cara bicara trakeoesofagus

Pada metode ini, udara paru-paru dihembuskan dari trakea ke esofagus melalui prostesis suara silikon kecil yang menghubungkan keduanya, kemudian vibrasi akan dibuat oleh faring bagian bawah.

Prostesis suara dimasukkan ke dalam pungsi trakeoesofagus yang dibuat oleh dokter bedah di bagian belakang stoma pada leher. Pungsi dibuat di belakang trakea dan masuk ke esofagus. Lubang antara trakea dan esofagus dapat dibuat bersamaan dengan prosedur pembedahan laringektomi (pungsi primer), atau setelah pembedahan pertama telah menyembuh (pungsi sekunder). Tabung kecil, disebut juga prostesis suara, dimasukkan ke dalam lubang ini dan mencegah pungsi agar tidak menutup. Prostesis ini memiliki katup satu arah di ujung sisi esofagus yang mengizinkan udara untuk masuk ke esofagus, namun mencegah cairan yang tertelan untuk masuk ke dalam prostesis dan mencapai trakea dan paru-paru.

Sangat mungkin untuk bicara dengan mengalihkan udara yang dihembuskan melalui prostesis melalui esofagus dengan menutup stoma sementara. Hal ini bisa dicapai dengan menutupnya dengan jari atau dengan menempelkan filter *Heat and Moisture Exchanger* (HME) khusus yang dipakai di atas stoma. HME memulihkan sebagian fungsi hidung yang hilang. Beberapa orang menggunakan HME bebas genggam yang akan teraktivasi dengan berbicara.

Setelah menutup stoma, udara yang dihembuskan bergerak melalui prostesis ke esofagus, mengakibatkan dinding dan bagian atas esofagus bergetar. Getaran ini digunakan oleh mulut (lidah, bibir, gigi, dll.) untuk membuat suara ucapan.

Terdapat dua tipe dasar prostesis suara: yang diatur oleh pasien, didesain untuk dapat diganti sendiri oleh pasien, atau jenis lainnya adalah yang dapat diganti oleh orang lain, yaitu jenis yang menetap, didesain untuk dapat diganti oleh tenaga medis.

HME atau katup bebas genggam dapat ditempelkan di depan trakeostoma dengan berbagai cara: dengan *housing* atau pelat dasar yang direkatkan ke kulit di depan stoma, atau dengan tabung laringektomi atau tombol stoma yang diletakkan di dalam stoma.

Pasien yang menggunakan prostesis suara memiliki hasil bicara terbaik setelah enam bulan hingga satu tahun pasca laringektomi.

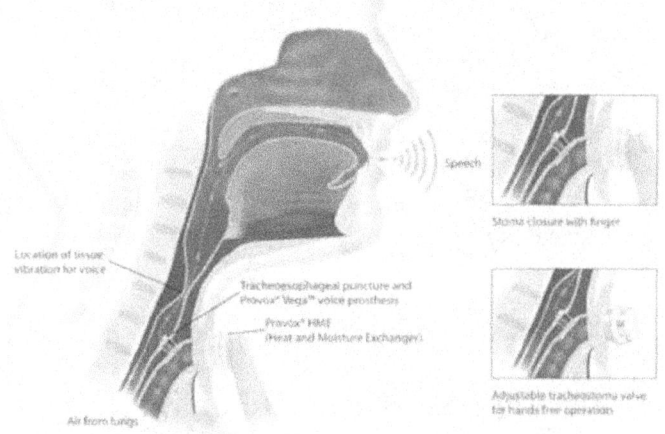

Tracheoesophageal Voice Prosthesis

Figure 2: Tracheoesophageal speech

Gambar 2: Cara bicara trakeoesofagus

2. Cara bicara esofagus

Pada cara ini, vibrasi dihasilkan oleh udara yang "disendawakan" keluar dari esofagus. Metode ini tidak membutuhkan instrument apapun.

Dari tiga metode utama bicara pasca laringektomi, cara ini biasanya memakan waktu paling lama. Namun, cara ini memiliki beberapa keuntungan, salah satunya adalah kebebasan dari perangkat dan instrumen.

Beberapa ahli patologis bicara dan Bahasa terbiasa dengan metode ini dan dapat membantu pasien untuk mempelajarinya. Buku-buku 'self-help' dapat membantu dalam pembelajaran metode ini.

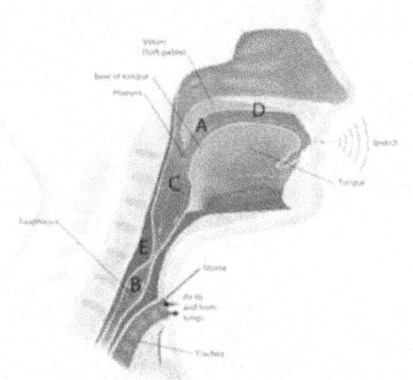

Figure 3: Esophageal speech

Gambar 3: Cara bicara esofagus

3. Cara bicara laring elektronik atau artifisial

Getaran pada metode ini dibentuk oleh alat penggetar yang beroperasi dengan baterai eksternal (disebut laring elektronik atau laring artifisial) yang biasanya terpasang di pipi atau di bawah dagu.

Alat ini membuat suara berdengung yang mencapai tenggorok dan mulut pengguna. Kemudian pasien memodifikasi suara menggunakan mulutnya untuk menghasilkan ucapan suara.

Terdapat dua metode utama untuk menghantarkan suara getaran yang dihasilkan oleh alat ini ke tenggorok dan mulut (intraoral). Salah satunya adalah langsung ke mulut oleh tabung seperti sedoran, dan satu lagi melalui kulit leher atau wajah. Pada metode terakhir, laring elektronik ini menempel di wajah atau leher.

Laring elektronik sering digunakan pasien segera setelah laringektomi saat masih dalam perawatan rumah sakit. Karena setelah operasi leher masih mengalami pembengkakan, serta adanya jahitan pasca operasi, maka hantaran getaran via oral lebih dipilih saat itu. Pasien dapat mempelajari metode lain di kemudian hari. Meski begitu, pasien pun dapat tetap menggunakan alat ini sebagai cadangan jika mereka mengalami kesulitan dengan metode lainnya .

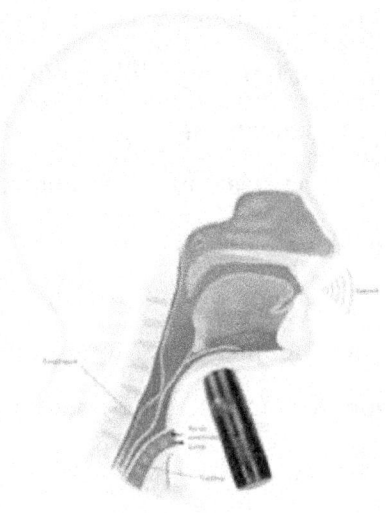

Figure 4: Electrolarynx or artificial larynx speech

Gambar 4: Cara bicara laring elektronik atau artifisial

Metode bicara lainnya

Laring artifisial pneumatic (disebut juga *Tokyo Larynx*) juga tersedia untuk membantu bicara. Metode ini menggunakan udara paru-paru untuk menggetarkan bahan karet yang akan menghasilkan suara. Cup dari alat tersebut diletakkan di atas stoma dan tabungnya dimasukkan ke mulut. Suara yang dihasilkan dimasukkan ke mulut melalui tabung tersebut. Alat ini tidak memerlukan baterai apapun dan terbilang mahal.

Bagi pasien yang tidak dapat menggunakan metode di atas dapat menggunakan cara bicara yang dihasilkan computer menggunakan laptop standar atau alat bicara tertentu. Pengguna akan mengetik apa yang ingin dibicarakan pada keyboard, lalu computer akan mengutarakan ucapan yang diketik tersebut. Beberapa ponsel genggam juga dapat beroperasi dengan cara yang sama.

Pernapasan dan cara bicara dengan diafragma

Pernapasan diafragma (disebut juga pernapasan abdomen) adalah tindakan bernapas perlahan dan dalam ke dalam paru-paru menggunakan otot diafragma, bukan menggunakan otot tulang rusuk. Ketika bernapas dengan diafragma, abdomen lah, dan bukan dada, yang akan mengembang. Metode pernapasan ini menyebabkan pemanfaatan kapasitas paru-paru yang lebih tinggi untuk mendapatkan oksigen dan membuang gas bikarbonat. Seseorang yang bernapas dengan leher terkadang bernapas dengan dangkal dan menggunakan kapasitas paru-parunya dalam porsi yang lebih kecil. Membiasakan diri bernapas dengan diafragma dapat meningkatkan stamina seseorang dan juga memperbaiki fungsi bicara esofagus dan trakeoesofagus.

Meningkatkan volume suara dengan pengeras suara

Salah satu masalah yang sering ditemui ketika menggunakan cara bicara trakeoesofagus atau esofagus adalah kelemahan volume suara. Dengan menggunakan pengeras suara yang diletakkan di pinggang dapat membuat usaha berbicara lebih sedikit namun dapat terdengar di tempat yang ramai sekalipun. Kerusakan segel *housing* stoma juga dapat dicegah karena pasien yang menggunakan cara bicara trakeoesofagus tidak perlu menghasilkan tekanan ekspirasi yang tinggi untuk menghembuskan napas melalui prostesis suara.

Bicara lewat telepon

Bicara melalui telepon merupakan salah satu kesulitan yang dialami oleh pasien dengan laringektomi. Suara mereka terkadang sulit dimengerti dan beberapa orang kadang menutup telepon ketika mendengar suara mereka.

Kesulitan berbicara sebaiknya dikomunikasikan kepada pihak yang berhubungan, contohnya dengan menanyakan "Apakah Anda dapat mendengar saya?" ketika pertama kali bicara lewat telepon. Hal ini dapat mengizinkan pasien untuk memberitahukan dan menjelaskan pihak tersebut tentang kesulitan bicaranya.

Tersedia juga telepon yang dapat mengeraskan suara, membuat pasien lebih mudah terdengar.

Mengirimkan pesan tertulis melalui telepon genggam dapat membantu pasien dengan laringektomi berkomunikasi di tempat ramai atau ketika mereka mengalami kesulitan lainnya.

BAB 7: PERAWATAN MUKUS DAN PERNAPASAN

Produksi mukus merupakan cara tubuh melindungi dan menjaga kesehatan trakea dan paru-paru. Mukus melubrikasi saluran pernapasan ini dan menjaga agar tetap lembab. Setelah prosedur laringektomi, trakea terbuka di stoma dan pasien tidak dapat lagi batuk mengeluarkan mukus ke mulut mereka dan kemudian menelannya, ataupun mengeluarkan mukus dari hidung. Batuk dan mengeluarkan mukus masih tetap penting; namun, harus dilakukan melalui stoma.

Batuk mengeluarkan mukus melalui stoma merupakan satu-satunya cara agar pasien dengan laringektomi dapat menjaga trakea dan paru-paru mereka bebas dari debu, kotoran, organisme, dan kontaminan lainnya. Ketika muncul keinginan untuk batuk atau bersin, pasien harus segera melepas pelindung stoma atau HME dan menggunakan tisu atau saputangan untuk menutup stoma mereka demi mendapatkan mucus.

Konsistensi mukus yang terbaik adalah bening, atau hampir bening, dan cair. Konsistensi tersebut sulit didapatkan karena perubahan lingkungan dan cuaca. Langkah-langkah yang dapat diambil secara rutin untuk menjaga produksi mukus yang sehat akan ditunjukkan di bawah.

Produksi mukus dan peningkatan kelembaban udara

Sebelum menerima prosedur laringektomi, udara yang dihirup oleh seseorang akan dihangatkan sesuai suhu tubuh, dilembabkan dan dibersihkan dari organisme dan partikel debu oleh sistem pernapasan atas. Karena fungsi ini tidak terjadi setelah laringektomi, penting untuk mengembalikan fungsi yang hilang tersebut.

Setelah laringektomi, udara yang dihirup melalui hidung dan mulut tidak dilembabkan, maka trakea menjadi kering, atau teriritasi, dan terjadi produksi mukus berlebih. Untungnya, trakea menjadi toleran terhadap udara kering dengan berjalannya waktu. Namun, ketika tingkat kelembaban terlalu rendah trakea dapat mengering, retak, dan mengalami perdarahan. Jika perdarahan cukup signifikan atau tidak merespon terhadap peningkatan kelembaban, harus segera konsultasi ke dokter. Jika jumlah atau warna mukus mengkhawatirkan, sebaiknya datang ke dokter.

Memulihkan kelembaban udara yang dihirup akan mengurangi produksi mukus berlebih. Hal ini akan mengurangi kemungkinan batuk tiba-tiba dan menyumbat HME. Meningkatkan kelembaban rumah menjadi 40-50% kelembaban relatif (tidak lebih tinggi) dapat membantu mengurangi produksi mukus dan menjaga stoma dan trakea dari mengering, retak dan berdarah. Selain menyakitkan, retakan tersebut juga dapat menjadi jalur masuk infeksi.

Langkah untuk memperbaiki kelembaban termasuk:

- Menggunakan HME selama 24/7 yang akan menjaga kelembaban trakea agar tetap lebih tinggi dan menjaga kehangatan di dalam paru-paru
- Membasahi pelindung stoma untuk menghirup udara lembab (bagi mereka yang menggunakan pelindung stoma). Meskipun tidak seefektif HME, membasahi filter busa atau pelindung stoma dengan air bersih dapat membantu meningkatkan kelembaban
- Minum cukup cairan agar tetap terhidrasi
- Memasukkan 3-5 cc air salin ke trakea melalui stoma setidaknya dua kali sehari
- Mandi dengan air hangat hingga beruap atau menghirup uap dari air rebusan (dari jarak yang aman) juga dapat mengurangi kekeringan
- Menggunakan pelembab udara di dalam rumah untuk mencapai kelembaban 40-50% dan memakai hygrometer untuk memonitor kelembaban. Hal ini penting di musim panas ketika menggunakan *air conditioner* (AC) dan ketika musim dingin saat penghangat ruangan digunakan
- Menghirup uap dari air rebusan atau air mandi panas

Terdapat perangkat kelembaban digital (hygrometer) yang dapat membantu mengontrol tingkat kelembaban. Seiring berjalannya waktu dan saluran pernapasan menyesuaikan, kebutuhan pemakaian pelembab udara akan berkurang.

Merawat saluran napas dan leher terutama pada musim dingin dan dataran tinggi

Musim dingin dan dataran tinggi menjadi permasalahan bagi pasien dengan laringektomi. Udara di dataran tinggi lebih tipis dan lebih dingin sehingga lebih kering. Sebelum laringektomi, udara dihirup melalui hidung dimana akan dihangatkan dan menjadi lembab sebelum memasuki paru-paru. Setelah laringektomi, udara tidak lagi dihirup melalui hidung melainkan masuk ke trakea langsung melalui stoma. Udara dingin lebih kering dibanding udara hangat dan lebih mungkin untuk mengiritasi trakea. Hal ini disebabkan oleh kurangnya kelembaban pada udara dingin, yang akan mengeringkan trakea dan menyebabkan perdarahan.

Mukus juga dapat menjadi kering dan menyumbat trakea.

Menghirup udara dingin juga memiliki efek iritasi pada saluran pernapasan, yang menyebabkan otot polos yang mengelilingi saluran napas berkontraksi (bronkospasme). Hal ini mengecilkan ukuran saluran napas dan membuat pertukaran udara di paru-paru semakin sulit, sehingga menyebabkan sesak napas.

Perawatan saluran napas telah dijelaskan di bagian sebelumnya, juga termasuk poin-poin di bawah:

- Membatukkan atau mengeluarkan mukus dengan mesin pengisap (*suction*) untuk membersihkan saluran napas
- Menghindari eksposur terhadap udara dingin, kering, atau berdebu
- Menghindari debu, iritan, dan allergen
- Ketika terpapar udara dingin, pertimbangkan menutup stoma dengan jaket (menutup resleting seutuhnya) atau dengan syal yang longgar, serta bernafas ke dalam ruang di antara jaket dan tubuh untuk menghangatkan udara yang dihirup
- Mencegah air masuk ke stoma ketika mandi

Setelah laringektomi yang melibatkan diseksi leher, sebagian besar individu memiliki area yang mati rasa pada leher, dagu, dan di belakang telinga. Akibatnya, mereka tidak bisa merasakan udara dingin dan dapat muncul radang dingin pada area-area tersebut (*frostbite*). Oleh karena itu, penting untuk menutup area-area ini dengan syal atau pakaian yang menghangatkan.

Menggunakan mesin pengisap (*suction*) untuk sumbatan mukus

Mesin *suction* sering dibeli oleh pasien setelah menjalani prosedur laringektomi agar dapat digunakan di rumah. Mesin ini dapat mengisap mukus ketika pasien tidak dapat membatukkannya keluar. Sumbatan mukus dapat terbentuk ketika mukus menebal dan lengket, membuat sumbatan yang menutup saluran napas

Sumbatan tersebut dapat menyebabkan sesak napas yang tiba-tiba dan tidak dapat dijelaskan. Mesin *suction* dapat digunakan pada situasi seperti ini untuk melepaskan sumbatan. Maka, mesin ini harus selalu tersedia untuk mengatasi situasi kegawatdaruratan tersebut. sumbatan mukus dapat juga dilepaskan dengan menggunakan 'peluru' salin (air garam steril 0,9% di dalam tabung plastic) atau dengan menyemburkan solusio salin ke dalam stoma. Air salin dapat melonggarkan sumbatan yang kemudian dapat dibatukkan keluar. Kondisi ini dapat menjadi kegawatdaruratan medis dan jika sumbatan mukus tidak dapat dilepaskan setelah beberapa percobaan, segera menghubungi Unit kegawatdaruratan.

Batuk darah

Darah di mukus dapat berasal dari beberapa sumber, yang paling sering adalah dari goresan di dalam stoma. Goresan tersebut dapat terbentuk dari trauma saat membersihkan stoma. Darah biasanya berwarna merah terang. Penyebab sering lainnya adalah iritasi trakea karena kekeringan yang biasanya terjadi saat musim dingin. Menjaga kelembaban 40-50% di rumah akan membantu mengurangi keringnya trakea. Menyemburkan air salin steril ke dalam stoma juga dapat membantu.

Sputum berdarah juga dapat menjadi gejala pneumonia, tuberculosis, kanker paru, atau masalah paru lainnya.

Batuk darah persisten harus dievaluasi oleh tenaga medis. Kondisi ini dapat menjadi urgensi jika disertai kesulitan bernafas dan/atau rasa sakit.

Hidung pilek

Karena pasien dengan laringektomi dan pasien lain bernafas dengan leher tidak lagi bernafas melalui hidung, sekresi hidung mereka tidak langsung dikeringkan dengan udara yang bergerak. Akibatnya, sekresi akan menetes keluar dari hidung jika terdapat jumlah yang banyak. Hal ini sering terjadi ketika pasien terpapar udara dingin dan lembab atau terdapat bau yang menyengat. Menghindari kondisi-kondisi ini dapat mencegah pilek.

Menyeka hidung adalah solusi paling praktis. Pasien laringektomi yang menggunakan prostesis suara mungkin dapat mengeluarkan ingus dengan menutup trakeostoma dan mengalihkan udara melalui hidung.

Rehabilitasi pernapasan

Setelah laringektomi, udara yang terhirup akan melewati saluran pernapasan atas dan masuk ke trakea dan paru-paru langsung melalui stoma. Pasien harus kehilangan sistem pernapasan yang digunakan untuk menyaring, menghangatkan dan melembabkan udara yang mereka hirup.

Perubahan cara bernapas juga mempengaruhi usaha yang dibutuhkan untuk bernapas dan fungsi pernapasan. Hal ini membutuhkan penyesuaian dan pembatasan. Bernafas sebenarnya lebih mudah bagi pasien dengan laringektomi karena resistensi aliran udara lebih sedikit ketika udara tidak melewati hidung dan mulut. Karena lebih mudah membuat udara masuk ke paru-paru, pasien dengan laringektomi tidak lagi harus mengembangkempiskan paru-paru seutuhnya seperti kondisi normal. Oleh karena itu, tidak jarang bagi pasien dengan laringektomi untuk memiliki kapasitas paru-paru dan kapabilitas pernapasan yang berkurang,

Terdapat beberapa tindakan bagi pasien laringektomi yang dapat menjaga dan meningkatkan kapasitas paru-paru:

- Penggunaan HME dapat menimbulkan resistensi terhadap pertukaran udara. Hal ini memaksa pasien untuk mengembangkan paru-paru secara sempurna untuk mendapatkan oksigen yang dibutuhkan

- Olahraga rutin di bawah supervisi dan panduan medis. Hal ini dapat membuat paru-paru mengembang sempurna dan memperbaiki detak jantung dan pernapasan
- Menggunakan pernapasan diafragma. Metode pernapasan ini mengizinkan pemanfaatan kapasitas paru-paru yang lebih baik

BAB 8: PERAWATAN STOMA

Stoma merupakan bukaan yang menghubungkan sebagian kavitas tubuh kepada lingkungan luar. Stoma dibuat setelah laringektomi untuk membuat bukaan baru bagi trakea di leher, sehingga menghubungkan paru-paru ke lingkungan luar. Perawatan stoma untuk menjaga patensi dan kesehatannya sangatlah penting.

Perawatan umum

Sangatlah penting untuk menutup stoma setiap waktu agar mencegah kotoran, debu, asap, mikroorganisme, dll untuk masuk ke dalam trakea dan paru-paru.

Terdapat beberapa penutup stoma. Jenis yang paling efektif adalah *Heat and Moisture Exchangers* (HME) karena alat ini membuat segel ketat di sekitar stoma. Selain menyaring kotoran, HME menjaga sebagian kelembaban dan panas di dalam saluran pernapasan sehingga mencegah kehilangan. HME membantu memulihkan suhu, kelembaban, dan kebersihan udara yang dihirup kepada kondisi sebelum laringektomi.

Stoma sering menyusut dalam beberapa minggu hingga bulan awal setelah pembuatannya. Untuk mencegah agar tidak tertutup sempurna, trakeostomi atau tabung laringektomi biasanya ditinggalkan di dalam stoma selama 24 jam. Dengan berjalannya waktu, durasi ini semakin lama berkurang. Sering juga ditinggal semalaman hingga tidak lagi menyusut.

Perawatan stoma ketika menggunakan pelat dasar atau perekat: Kulit di sekitar stoma dapat mengalami iritasi karena penempelan berulang dan pencabutan. Bahan-bahan yang digunakan untuk mencabut *housing* yang lama dan menyiapkan yang baru dapat mengiritasi kulit. Pencabutan *housing* lama juga dapat mengiritasi kulit terutama ketika direkatkan.

Cairan penghilang perekat dapat membantu mengeluarkan pelat dasar atau *housing* perekat. Cairan ini diletakkan di dasar *housing* dan membantu rumah terlepas dari kulit ketika diangkat. Membersihkan area dengan alkohol setelah memakai cairan tersebut juga sangat penting agar kulit tidak teriritasi.

Secara umum, tidak direkomendasikan untuk meninggalkan *housing* selama lebih dari 48 jam. Tetapi, beberapa individu meninggalkan *housing* lebih lama, dan menggantinya ketika telah menjadi kotor dan longgar. Pada beberapa individu, proses pelepasan perekat jauh lebih menyakitkan dibanding perekat itu sendiri. Jika kulit teriritasi, lebih baik untuk meninggalkan *housing* hanya selama 24 jam. Dianjurkan juga untuk memberi kulit waktu untuk beristirahat, atau hingga area tersebut sembuh dan hanya menutup stoma dengan dasar yang kaku tanpa perekat atau dengan penutup busa. Terdapat perekat khusus yang dapat digunakan pada kulit sensitif yaitu perekat hidrokoloid.

Sangat penting untuk menggunakan balutan pelindung kulit berbentuk cairan.

Perawatan stoma pada penggunaan tabung trakeostomi: Penimbunan mucus dan gesekan tabung trakeostomi dapat mengiritasi kulit di sekitar stoma. Kulit di sekitar stoma harus dibersihkan paling sedikit dua kali sehari untuk mencegah bau tidak enak, iritasi, dan infeksi. Jika area tersebut terlihat merah, lunak, atau berbau tidak sedap, pembersihan stoma harus dilakukan lebih sering. Menghubungi dokter dianjurkan jika muncul ruam, bau tidak biasa, dan/atau drainase berwarna hijau kekuningan muncul di sekitar stoma.

Iritasi kulit di sekitar stoma

Jika kulit di sekitar stoma teriritasi dan merah, biarkan tanpa penutup dan jangan berikan larutan apapun selama 1-2 hari sehingga dapat menyembuh. Terkadang pada beberapa individu dapat timbul iritasi terhadap larutan yang digunakan untuk menyiapkan dan merekatkan pelat dasar HME. Menghindari larutan-larutan ini, dan menggunakan bahan lain yang tidak menyebabkan iritasi akan menguntungkan. Perekat bahan hidrokoloid kadang adalah solusi yang baik untuk pasien dengan kulit sensitif.

Jika tanda-tanda infeksi seperti ulkus terbuka dan kemerahan ditemukan, antibiotik topikal dapat berguna. Mencari nasihat dari dokter akan membantu, terutama jika lesi tidak menyembuh. Dokter dapat melakukan kultur bakteri dari area yang terkena, yang akan memandu pilihan terapi antimicrobial.

Melindungi stoma dari air ketika mandi

Sangatlah penting untuk mencegah air agar tidak masuk ke dalam stoma ketika sedang mandi. Sedikit air di dalam trakea secara umum tidak menyebabkan masalah dan dapat dibatukkan keluar. Namun, inhalasi jumlah air yang besar dapat berbahaya.

Metode untuk mencegah masuknya air ke stoma adalah:

- Menutup stoma dengan telapak tangan dan tidak menghirup udara ketika air sedang mengarah ke sekitar stoma
- Memakai *bib* dengan sisi plastik di luar
- Menggunakan alat komersil yang menutup stoma
- Memakai penutup stoma, pelat dasr, atau *housing* HME saat mandi, mungkin cukup terutama jika aliran air diarahkan jauh dari stoma. Menahan nafas selama beberapa detik ketika mencuci area di sekitar stoma juga dapat membantu. Mandi pada penghujung hari sesaat sebelum melepaskan HME dan *housing* nya merupakan salah satu cara untuk menggunakan *housing* sebagai proteksi dari air. Metode sederhana ini dapat membuat mandi menjadi aktivitas yang lebih mudah.
- Ketika mencuci rambut, tundukkan dagu di bawah stoma dengan posisi membungkuk

Air dan pneumonia

Pasien dengan laringektomi memiliki risiko menghirup air yang tidak terbebas dari bakteri. Air keran mengandung bakteri; jumlah bakteri bervariasi tergantung dari efikasi pembersihan fasilitas perawatan air dan sumbernya. Air kolam renang mengandung klorida yang mengurangi, tapi tidak mensterilkan air. Air laut mengandung banyak bakteri; asal muasal dan konsentrasinya pun bervariasi.

Ketika air yang tidak bersih masuk ke paru-paru, terkadang dapat menyebabkan pneumonia. Timbulnya pneumonia aspirasi tergantung dari berapa banyak air yang dihirup, serta berapa banyak yang dibatukkan keluar, juga tergantung kepada sistem imun masing-masing individu.

Mencegah aspirasi ke dalam stoma

Salah satu penyebab utama kasus kegawatdaruratan pernapasan pada pasien yang bernafas dari leher adalah aspirasi lembaran tisu tipis atau tisu dapur ke dalam trakea. Hal ini bisa membahayakan dan menyebabkan asfiksia. Biasanya, hal ini terjadi setelah menutup stoma dengan lembaran tisu ketika membatukkan sputum keluar. Setelah batuk, terdapat inspirasi udara yang sangat dalam yang dapat mengisap lembaran kembali ke trakea. Cara untuk menghindarinya adalah dengan menggunakan handuk kain atau lembar tisu yang tidak gampang hancur, meskipun lembab. Lembar tisu tipis harus dihindari.

Cara lain untuk menghindari aspirasi lembaran tisu adalah dengan menahan napas sampai sputum telah selesai dibersihkan, dan lembaran tisu telah diambil kembali dari area stoma.

Aspirasi benda asing lainnya harus dihindari dengan menutup stoma setiap waktu dengan HME, penutup busa, atau penutup stoma.

Aspirasi air ke dalam stoma saat mandi dapat dihindari dengan menggunakan perangkat yang dapat menutup stoma (lihat di bagian atas). Pasien dapat menggunakan HME saat mandi dan/atau menahan nafas ketika air sedang mengarah ke area stoma.

Mandi di bak mandi dapat dilakukan secara aman selama tinggi air tidak mencapai stoma. Area di atas stoma harus dicuci dengan handuk kain yang telah diberi air sabun. Penting juga untuk mencegah agar air sabun tidak memasuki stoma.

BAB 9: PERAWATAN ALAT *HEAT MOISTURE EXCHANGER* (HME)

Alat penukar panas dan kelembaban atau *Heat and Moisture Exchanger* (HME) bertindak sebagai penutup stoma dan merapatkan segel di sekitar stoma. Selain menyaring debu dan partikel udara lainnya, HME menjaga kelembaban dan panas di dalam saluran pernapasan dan mencegah kehilangan keduanya, serta menambah resistensi aliran udara. HME membantu memulihkan suhu, kelembaban, dan kebersihan udara yang terhirup kepada kondisi yang sama seperti sebelum laringektomi.

Keuntungan HME

Sebagai pasien dengan laringektomi, penting untuk menggunakan HME. Alat ini dapat ditempelkan dengan menggunakan perangkat intralumen yang dimasukkan ke dalam trakea atau stoma, yaitu termasuk tabung laringektomi atau tabung trakeostomi. HME juga dapat dimasukkan ke dalam *housing* atau pelat dasar (*base plate*) yang ditempelkan ke kulit sekitar stoma.

Kaset HME didesain untuk dapat dilepas dan diganti harian. Media busa di dalam kaset dilapisi agen dengan property antimicrobial dan akan membantu menjaga kelembaban di dalam paru-paru. Alat tersebut tidak perlu dicuci dan dipakai ulang karena agen ini pun kehilangan efektivitiasnya semakin lama digunakan, atau saat dibilas air atau agen pembersih lainnya.

HME menangkap udara hangat, yang telah dilembabkan dan dibasahi saat menghembuskan napas. HME dapat diresapi klorheksidin (agen anti-bakteri), natrium klorida (NaCl), garam kalsium klorida (menangkap kelembaban), arang aktif (menyerap asap yang mudah menguap), dan dapat dibuang setelah 24 jam penggunaan.

Keuntungan HME juga meliputi: meningkatkan kelembaban di dalam paru-paru (yang menyebabkan produksi mukus berkurang), mengurangi viskositas sekresi saluran napas, mengurangi resiko sumbatan mukus, dan mengembalikan resistensi saluran napas normal kepada udara yang dihirup, dimana akan menjaga kapasitas paru-paru.

Di samping itu, HME khusus, yang dikombinasikan dengan penyaring elektrostatik akan mengurangi inhalasi (atau pengembusan/transfer) bakteri, virus, debu, dan serbuk sari. Menghirup serbuk lebih sedikit akan mengurangi iritasi saluran napas saat musim dimana alergen sedang banyak timbul. Menggunakan HME dengan filter, dapat mengurangi resiko mendapatkan atau menularkan infeksi virus dan bakteri, terutama pada area ramai dan tertutup. Filter HME baru yang didesain untuk menyaring patogen pernapasan potensial juga tersedia.

Perlu diingat bahwa penutup stoma sederhana tidak akan memberikan keuntungan yang sama seperti filter HME kepada para pasien dengan laringektomi.

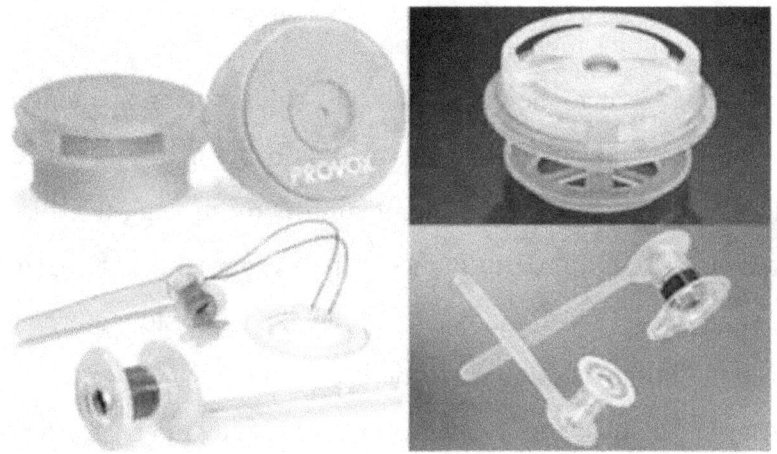

Picture 2: Voice prosthesis (below) and HMEs (above) produced by Atos Medical (Provox) and InHealth

Efek HME terhadap pernapasan sebagai pasien dengan laringektomi

Laringektomi membahayakan sistem pernapasan dengan membiarkan udara yang dihirup melewati hidung dan saluran pernapasan atas yang biasanya memberikan kelembaban, penyaringan, dan kehangatan. Prosedur ini juga mengurangi resistensi dan upaya yang diperlukan untuk inhalasi dengan menghilangkan resistensi udara dan memperpendek jarak yang harus ditempuh udara ke paru-paru. Hal ini berarti bahwa pasien dengan laringektomi tidak harus bekerja keras untuk mendapatkan udara agar melewati bagian atas sistem (hidung, saluran hidung, dan tenggorokan), dan paru-paru mereka tidak harus mengembang sebanyak yang mereka lakukan sebelumnya, kecuali orang tersebut berusaha untuk mempertahankan kapasitas mereka melalui olahraga dan metode lain. HME meningkatkan resistensi terhadap udara yang dihirup dan karenanya meningkatkan usaha inhalasi, sehingga menjaga kapasitas paru-paru seperti sebelumnya.

Menempatkan pelat dasar HME (*housing*)

Kunci untuk memperpanjang penggunaan pelat dasar HME (housing) tidak hanya menempelkannya dengan benar di tempatnya, tetapi juga menghilangkan perekat sebelumnya dari kulit, membersihkan area di sekitar stoma dan menerapkan lapisan perekat dan lem baru. Persiapan kulit yang cermat sangatlah penting.

Pada beberapa orang, bentuk leher di sekitar stoma membuatnya sulit untuk dipasangkan rangka (housing) atau pelat dasar. Ada beberapa jenis rangka atau *housing*; ahli patologi bicara dan bahasa (SLP) dapat membantu memilih yang terbaik. Untuk menemukan *housing* HME terbaik, mungkin perlu mencoba beberapa dahulu. Seiring berjalannya waktu, ketika pembengkakan pascabedah mereda dan area di sekitar stoma terbentuk kembali dengan sendirinya, jenis dan ukuran *housing* dapat berubah.

Di bawah ini adalah petunjuk yang disarankan tentang cara menempatkan *housing* untuk HME. Selama proses ini, penting untuk menunggu dengan sabar dan membiarkan balutan cair yang melindungi kulit dan perekat kulit silikon mengering sebelum menerapkan item berikutnya atau menempatkan *housing*. Hal ini membutuhkan waktu, tetapi penting untuk mengikuti instruksi berikut ini:

1. Bersihkan lem lama dengan lap penghapus perekat
2. Bersihkan penghapus perekat dengan alkohol. (jika Anda tidak melakukan ini, penghapus tersebut akan mengganggu perekat baru).
3. Usap kulit dengan handuk basah.
4. Usap kulit dengan handuk basah dengan sabun.
5. Cuci sabun dengan handuk basah dan keringkan sampai bersih.
6. Oleskan Skin Prep™ dan biarkan kering selama 2-3 menit.
7. Untuk perekatan tambahan gunakan perekat kulit silikon dan biarkan kering selama 3-4 menit. (Ini sangat penting bagi pengguna katup berbicara otomatis)

8. Pasang pelat dasar (*housing*) untuk HME di lokasi terbaik untuk memungkinkan aliran udara dan penempelan yang baik.

9. Saat menggunakan HME bebas genggam, tunggu selama 5-30 menit sebelum berbicara untuk memungkinkan perekat mengering.

Beberapa ahli patologi bicara dan bahasa merekomendasikan untuk menghangatkan *housing* sebelum menempatkannya dengan menggosoknya di tangan, memegangnya di bawah ketiak selama beberapa menit, atau dengan memberikan udara hangat di atasnya dengan pengering rambut. Hati-hati agar perekat tidak terlalu panas. Menghangatkan perekat sangat penting terutama ketika Anda menggunakan perekat hidrokoloid karena kehangatan tersebut akan mengaktifkan lem.

Sebuah video yang dibuat oleh Steve Staton mendemonstrasikan pemasangan *housing*: http://www.youtube.com/watch?v=5Wo1z5_n1j8

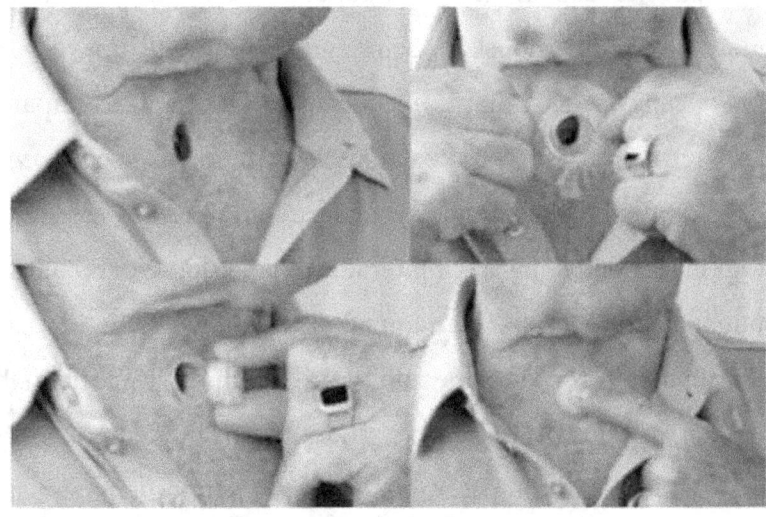

Picture 3: Placement of HME and its housing on a stoma

Menggunakan HME bebas genggam

HME bebas genggam memungkinkan berbicara tanpa perlu menekan HME secara manual untuk menutupnya, sehingga menghalangi hembusan nafas melalui stoma dan mengarahkan udara ke protesa suara. Perangkat ini membebaskan tangan pasien dan mendukung kemungkinan rekreasional. Perhatikan bahwa ketika menggunakan HME bebas-tangan, akan

53

lebih banyak tekanan yang dihasilkan ketika udara dihembuskan, sehingga berpotensi menyebabkan kerusakan pada segel *housing* HME. Mengurangi tekanan hembusan nafas saat berbicara, berbicara lebih lambat dan lembut (hampir berbisik), dan menarik napas setelah 5-7 kata dapat mencegah kerusakan pada segel. Menopang dengan jari sebelum berbicara dengan keras juga dapat membantu. Penting juga untuk melepas perangkat dengan cepat sebelum batuk.

Filter udara (juga disebut kaset pada HME *Provox FreeHands*) dalam perangkat bebas genggam harus diganti secara teratur (setiap 24 jam atau lebih cepat jika menjadi kotor atau tertutup mukus). Namun, perangkat HME dapat digunakan untuk jangka waktu yang lama (enam bulan hingga satu tahun) jika digunakan dan dibersihkan yang benar. Perangkat bebas genggam memerlukan penyesuaian di awal agar sesuai dengan pernapasan dan kemampuan berbicara pasien dengan laringektomi. Instruksi terperinci tentang cara menggunakan dan merawat perangkat disediakan oleh pabrik pembuat perangkat masing-masing.

Kunci untuk berbicara dengan HME bebas genggam adalah belajar bagaimana berbicara tanpa merusak segel. Menggunakan pernapasan diafragma memungkinkan lebih banyak udara untuk dihembuskan, sehingga mengurangi upaya berbicara dan meningkatkan jumlah kata yang dapat diartikulasikan dengan setiap napas. Metode ini mencegah penumpukan tekanan udara di trakea yang dapat merusak segel *housing*. Mungkin perlu waktu dan kesabaran untuk belajar cara berbicara sedemikian rupa, selain itu, bimbingan oleh seorang ahli patologi bicara dan bahasa yang terampil dapat juga membantu.

Sangat penting untuk menempatkan *housing* HME sesuai dengan langkah-langkah yang diuraikan dalam bagian perawatan HME, termasuk membersihkan area di sekitar stoma dengan pembersih perekat, alkohol, air dan sabun, menempatkan Skin Prep™ dan akhirnya lem (Skin Tag™). Mengikuti petunjuk ini dapat memperpanjang usia *housing* dan mengurangi kemungkinan kebocoran udara melalui segel.

Menghirup udara menjadi sedikit lebih sulit ketika menggunakan HME bebas genggam dibandingkan dengan HME biasa. Asupan udara dalam jumlah yang lebih besar dapat diperoleh dengan memutar katup berlawanan arah jarum jam pada perangkat Atos FreeHands™ dan InHealth HandsFree™.

Terlepas dari tantangan untuk menjaga segel, banyak pasien menghargai kemampuan untuk berbicara dengan cara yang lebih alami dan kebebasan menggunakan kedua tangan. Beberapa orang belajar bahwa segel mungkin bertahan lebih lama jika menggunakan penguat suara sehingga membutuhkan usaha yang lebih sedikit dan menghasilkan lebih sedikit tekanan udara.

Menggunakan HME semalaman

Beberapa HME dapat dipakai 24 jam selama 7 hari (mis., Atos Medical). Jika segel bertahan pasien dapat menggunakannya semalaman. Jika segel tidak bertahan, lebih baik menggunakan pelat dasar yang diimprovisasi untuk malam hari. Atos Xtra BasePlate™ dapat dipangkas dengan melepas bagian lunak di luar dan meninggalkan bagian dalam yang kaku. Pelat tersebut "lengket" dan dengan demikian dapat menutupi stoma tanpa lem, bahkan memungkinkan pasien untuk berbicara. Dimungkinkan juga untuk menggunakan HME yang dimasukkan dalam LaryTube di malam hari.

Menutup (menyembunyikan) HME

Setelah laringektomi, individu bernapas melalui situs trakeostomi yang terbuka melalui stoma di leher mereka. Sebagian besar pasien menempatkan HME atau filter busa di atas stoma untuk menyaring udara yang dihirup dan menjaga kehangatan dan kelembaban di saluran napas atas. Bentuk stoma yang tertutup akan menonjol dan pasien akan dihadapkan oleh dua pilihan; apakah akan menutupi HME atau filter dengan kain, atau perhiasan atau membiarkannya terbuka.

Pro dan kontra dari setiap pilihan:

Pernapasan mungkin lebih mudah tanpa penutup tambahan yang dapat mengganggu aliran udara. Dengan tidak menutup stoma, akses ke stoma untuk tujuan pembersihan dan pemeliharaan akan lebih mudah, dan memungkinkan pengangkatan HME secara cepat jika pasien perlu batuk atau bersin. Keinginan untuk batuk atau bersin seringkali datang tiba-tiba dan jika HME tidak dikeluarkan dengan cepat, dapat menjadi tersumbat oleh lendir.

Mengekspos stoma memberikan penjelasan tersirat bagi suara lemah yang dihasilkan banyak pasien, dan mendorong orang lain untuk mendengarkan mereka dengan lebih penuh perhatian. Hal ini juga memudahkan tenaga medis untuk mengenali anatomi unik pasien jika diperlukan ventilasi pernapasan dalam keadaan darurat. Jika kondisi ini tidak cepat dikenali, ventilasi dapat diberikan melalui mulut atau hidung melainkan melalui stoma.

Menampilkan stoma secara terbuka juga mengungkapkan riwayat medis orang tersebut dan fakta bahwa ia adalah penyintas kanker yang melanjutkan hidup mereka terlepas dari keterbatasannya (kanker menjadi indikasi utama untuk laringektomi). Meskipun terdapat banyak penyintas kanker, identitas mereka sering tersembunyi dari penampilan luar.

Mereka yang menutupi stoma mereka dengan penutup atau kain stoma sering melakukannya karena mereka tidak ingin orang lain terganggu atau tersinggung oleh area tersebut. Mereka juga tidak ingin mengekspos bagian yang 'berbeda' dan ingin menjadi tidak mencolok serta tampak senormal mungkin. Menutupi stoma lebih umum dilakukan di kalangan wanita yang mungkin lebih peduli dengan penampilan fisik mereka. Beberapa individu merasa bahwa menjadi seorang pasien dengan laringektomi hanyalah sebagian kecil dari siapa diri mereka; mereka tidak ingin "mengiklankan" hal tersebut.

Terdapat keuntungan dan dampak dari setiap tindakan, dan pemilihan akhir akan bergantung kepada setiap individu.

BAB 10: PENGGUNAAN DAN PERAWATAN PROSTESIS SUARA TRAKEOESOFAGUS

Prostesis suara dimasukkan melalui pungsi trakeoesofagus yang telat dibuat sebelumnya, menghubungkan antara trakea dan esofagus pada pasien yang ingin berbicara melalui trakeoesofagus. Hal ini memungkinkan pasien mengeluarkan udara paru-paru dari trakea ke esofagus melewati prostesa silikon; dimana vibrasinya dibuat oleh faring bagian bawah.

Terdapat dua tipe prostesis suara: satu tipe yang menetap, yang dipasang dan diganti oleh ahli patologi wicara dan bahasa atau dokter spesialis THT, atau tipe lain yang dapat diganti sendiri oleh pasien.

Prostesis yang menetap biasanya bertahan lebih lama. Namun, pada akhirnya dapat bocor, karena jamur dan mikroorganisme lainnya tumbuh di dalam silikon, sehingga katup tidak dapat menutup sempurna. Ketika hal itu terjadi, cairan dapat melewati prostesis suara.

Prostesis yang menetap dapat berfungsi dengan baik selama beberapa minggu hingga beberapa bulan. Akan tetapi, beberapa ahli mengatakan bahwa prosthesis harus diganti setelah enam bulan meskipun tidak bocor, karena jika dibiarkan terlalu lama, dapat menyebabkan dilatasi pungsi.

Prostesis suara yang diatur sendiri oleh pasien mengizinkan lebih banyak kebebasan. Pasien dapat menggantinya secara reguler (setiap satu hingga dua minggu). Beberapa individu mengganti prostesis hanya setelah bocor. Prostesis lama dapat dibersihkan dan dipakai ulang beberapa kali.

Beberapa faktor dibawah menentukan kemampuan individu untuk menggunakan prostesis mandiri:

- Lokasi pungsi harus mudah diakses; namun, situs pungsi dapat berpindah seiring waktu, yang akan membuat sulit diakses

- Pasien dengan laringektomi harus memiliki penglihatan yang mumpuni, serta ketangkasan yang baik, sehingga dapat melakukan prosedur serta mengikuti langkah-langkahnya dengan baik

Prostesis suara yang menetap tidak harus diganti sesering prostesis suara yang mandiri. Dua video di bawah yang dibuat oleh Steve Staton menjelaskan cara mengganti prostesis mandiri:

http://www.youtube.com/watch?v=nF7cs4Q29WA&feature=chan nel_page

http://www.youtube.com/watch?v=UkeOQf_ZpUg&feature= relmfu

Perbedaan utama antara prosthesis yang diganti oleh klinisi dengan yang diganti secara mandiri oleh pasien adalah ukuran penghubung jalur pipa. Ukuran yang lebih besar pada prostesis yang menetap membuatnya lebih sulit untuk secara tidak sengaja memindahkannya. Perbedaan lainnya adalah tali untuk masuk, tidak boleh dicabut pada prostesis yang mandiri karena benda tersebut membantu sebagai jangkar prostesis. Secara umum tidak terdapat perbedaan kualitas suara di antara keduanya.

Apa yang harus dilakukan ketika prostesis bocor atau copot?

Jika prostesis bocor atau lepas, atau tidak sengaja tercabut, prostesis mandiri dapat dimasukkan jika pasien membawa alat pengganti. Cara alternatif adalah kateter karet merah yang dapat dimasukkan ke dalam pungsi trakeoesofagus, dapat menutup dalam beberapa jam, untuk menghindari penutupan. Memasukkan kateter atau prostesis baru dapat mencegah kebutuhan pembuatan pungsi trakeoesofagus yang baru. Kebocoran prostesis dari tengah (lumen) dapat secara sementara ditangani dengan memasukkin *plug* (spesifik sesuai tipe dan lebar prostesis) sampai dapat diganti.

Dianjurkan agar individu yang menggunakan prostesis suara membawa *plug* prostesis dan sebuah kateter.

Penyebab kebocoran prostesis suara

Terdapat dua jenis kebocoran—kebocoran yang melewati prostesis, serta kebocoran di sekitar prostesis.

Kebocoran jenis pertama biasanya disebabkan situasi di mana katup tidak dapat lagi tertutup rapat. Hal ini dapat terjadi karena: kolonisasi jamur pada katup; flap katup dapat tersangkut pada posisi terbuka; bagian makanan, mucus, atau rambut tersangkut pada katup; atau alat tersebut bersentuhan dengan dinding esofagus posterior. Hal ini tidak dapat dihindari, semua prostesis pada akhirnya akan gagal karena kebocoran, baik dari kolonisasi Kandida ataupun kegagalan mekanisme sederhana.

Jika terdapat kebocoran terus menerus melewati prostesis sejak alat tersebut dimasukkan, masalah terdapat pada flap katup yang tetap terbuka karena adanya tekanan negatif yang disebabkan proses menelan. Kebocoran ini dapat dibetulkan dengan menggunakan prostesis yang memiliki resistensi lebih tinggi. Namun, resistensi yang lebih tinggi menyebabkan usaha yang dikeluarkan untuk berbicara menjadi lebih banyak. Tetapi, sangatlah penting untuk mencegah kebocoran kronis ke dalam paru-paru.

Kebocoran jenis kedua, yaitu kebocoran di sekitar prostesis, lebih jarang terjadi, dan biasanya terjadi karena terdapat dilatasi pungsi atau ketidakmampuan untuk mencengkram prostesis. Biasanya hal ini dihubungkan dengan masa hidup prostesis yang lebih singkat. Hal ini dapat terjadi ketika pungsi yang menjadi rumah bagi prostesis, mengalami pelebaran. Ketika prostesis suara dimasukkan, pungsi mengalami dilatasi, namun jika jaringan sehat dan elastis, biasanya akan mengecil kembali dalam periode waktu yang singkat. Ketidakmampuan untuk berkontraksi dapat terjadi karena refluks gastroesofagus, nutrisi yang tidak cukup, alkoholisme, hipotiroidisme, penempatan pungsi yang tidak tepat, jaringan parut lokal, ukuran prostesis yang tidak tepat, trauma pada sistem trakeoesofagus, keganasan lokal atau metastasis, dan nekrosis akibat radiasi.

Kebocoran di sekitar prostesis juga dapat terjadi jika prostesis ditinggalkan terlalu lama. Jika hal ini terjadi, prostesis suara akan bergerak bolak-balik (layaknya piston), sehingga traktus akan melebar. Traktus tersebut harus diukur dan prostesis dengan ukuran yang lebih tepat harus dipilih. Pada situasi seperti ini, kebocoran harusnya dapat diselesaikan dalam 48 jam. Jika jaringan di sekitar prostesis tidak dapat menyembuh dalam waktu tersebut, evaluasi medis secara komprehensif dibutuhkan untuk menentukan penyebab masalah.

Penyebab lain kebocoran di sekitar prostesis adalah striktur esofagus. Penyempitan esofagus memaksa pasien untuk menelan dengan lebih berat menggunakan lebih banyak tenaga, sehingga makanan atau cairan dapat melewati striktur tersebut. Tekanan menelan yang lebih banyak mendorong makanan/cairan di sekitar prostesis.

Beberapa prosedur telah digunakan untuk mengobati kebocoran persisten di sekitar prostesis. Hal ini termasuk pencabutan sementara prostesis tersebut, dan menggantinya dengan kateter berdiameter lebih kecil untuk mendorong penyempitan secara spontan. Prosedur lain adalah jahitan *purse-string* di sekitar pungsi; injeksi gel, kolagen, atau AlloDerm mikron; kauter dengan nitrat perak atau elektrokauter; transplantasi lemak autolog; dan memasukkan prostesis yang lebih besar untuk menghentikan kebocoran. Perawatan refluks (penyebab utama kebocoran) dapat mengizinkan jaringan esofagus untuk sembuh.

Meningkatkan diameter prostesis biasanya tidak dianjurkan.

Secara general, prostesis dengan diameter lebih besar lebih berat daripada yang lebih kecil, dan jaringan yang lemah tidak dapat menahan alat yang lebih berat, dan akan membuat masalah semakin parah. Tetapi, beberapa percaya bahwa penggunaan diameter yang lebih besar mengurangi tekanan bicara (diameter lebih besar berarti aliran udara yang lebih baik), yang akan membuat penyembuhan jaringan lebih baik, selagi penyebab dasar (biasanya refluks) diobati.

Penggunaan prostesis dengan penghubung jalur trakea/esofagus yang lebih besar dapat membantu, karena penghubung tersebut bertindak sebagai cincin penutup untuk menyegel prostesis ke dinding esofagus dan/atau trakea, sehingga mencegah kebocoran.

Kedua tipe kebocoran dapat menyebabkan batuk yang berlebihan dan berat, yang dapat mengarah kepada timbulnya hernia abdominal dan inguinal. Cairan dari kebocoran tersebut dapat memasuki paru-paru dan menyebabkan pneumonia aspirasi. Kebocoran apapun dapat dikonfirmasi dengan visualisasi direk dari prostesis selagi mencerna cairan berwarna. Jika kebocoran terjadi dan tidak dapat dikoreksi setelah membilas prostesis, maka harus diganti secepat mungkin.

Seiring berjalannya waktu, prostesis suara biasanya bertahan lebih lama sebelum mulai bocor. Hal ini karena pembengkakan dan produksi mukus yang meningkat akan berkurang seiring arus udara beradaptasi kepada kondisi baru. Perbaikan juga akan terjadi karena manajemen prostesis yang lebih baik oleh pasien seiring mereka beradaptasi dengan alat tersebut.

Pasien dengan pungsi trakeoesofagus perlu diikuti oleh ahli patologi bicara dan Bahasa karena perubahan normal yang terjadi pada traktus trakeoesofagus. Pengukuran ulang traktus diperlukan karena waktu dapat mengubah panjang dan diameter. Pembengkakkan karena terbuatnya fistula, pembedahan, dan radiasi akan berkurang sehingga perubahan ukuran dapat terjadi. Pengukuran berulang diperlukan untuk pemilihan prostesis yang tepat.

Salah satu keuntungan memiliki prostesis suara adalah alat tersebut dapat membantu memindahkan makanan yang menyangkit di tenggorokan yang sempit. Saat makanan menyangkut di atas prostesis, mencoba bicara atau meniup udara melalui prostesis suara kadang dapat mendorong makanan yang menyangkut dan meredakan obstruksi.

Prostesis mungkin harus diganti jika terdapat perubahan kualitas suara, terlebih jika suara menjadi lemah atau pasien membutuhkan lebih banyak tenaga pernafasan untuk berbicara. Hal ini dapat terjadi karena pertumbuhan jamur yang mengganggu terbukanya katup.

Mencegah prostesis suara dari kebocoran

Dianjurkan untuk membersihkan lumen dalam prostesis suara setidaknya dua kali sehari dan setiap sehabis makan.

Pembersihan yang tepat dapat mencegah dan/atau menghentikan kebocoran yang melewati prostesis suara:

1. Sebelum menggunakan kuas yang diberikan oleh pabrik pembuat alat prostesis, celupkan kuas ke dalam gelas berisi air panas dan diamkan selama beberapa detik
2. Masukkan kuas ke dalam prostesis (jangan terlalu dalam) dan putar beberapa kali untuk membersihkan bagian dalam prostesis
3. Tarik kembali kuas dan bilas dengan air panas, kemudian ulang proses tersebut sebanyak 2-3 kali sampai tidak ada lagi material yang terambil oleh kuas. Karena kuas dicelupkan ke air panas, harus diperhatikan kuas tidak melebihi prostesis agar tidak membuat trauma pada esofagus.
4. Bilas prostesis dua kali menggunakan alat yang diberikan pabrik pembuat dengan air hangat (jangan air panas!) yang dapat diminum. Untuk menghindari kerusakan esofagus, hirup air sedikit untuk memastikan temperaturnya tidak terlalu tinggi.

Air hangat mungkin bekerja lebih baik daripada air suhu ruangan dalam membersihkan prostesis, karena air hangat melarutkan sekresi kering dan mukus dan mungkin bahkan membilas (atau membunuh) keluar koloni jamur yang telah terbentuk di dalam prostesis.

Apa yang harus dilakukan jika prostesis suara yang menetap (*indwelling*) bocor?

Kebocoran dapat terjadi ketika sebagian mukus yang mengering, partikel makanan, atau rambut mencegah penutupan sempurna katup prostesis. Pembersihan prostesis dengan penyikatan atau dengan membilas dengan air hangat (lihat bagian sebelumnya) dapat menghilangkan obstruksi tersebut dan menghentikan kebocoran.

Jika kebocoran melewati prostesis suara terjadi dalam tiga hari setelah pemasangan prostesis, mungkin hal itu terjadi karena adanya defek pada prostesis atau tidak terpasang dengan benar. Diperlukan waktu yang cukup lama untuk tumbuhnya jamur. Jika prostesis baru sudah bocor, mungkin penyebabnya adalah hal lain. Selain penyikatan dan pembilasan dengan air hangat, memutar prostesis secara perlahan beberapa kali untung melepaskan serpihan mungkin membantu. Jika kebocoran tetap terjadi, prostesis harus diganti.

Cara termudah menghentikan kebocoran sementara adalah dengan menggunakan *plug*. *Plug* harus spesifik terhadap tipe dan lebar dari setiap prostesis suara. Ada baiknya agar menyimpan *Plug* dari pabrik pembuat dan membawanya jika diperlukan. Menyegel prostesis akan mencegah bicara, tetapi makan dan minum dapat dilakukan tanpa bocor. *Plug* dapat dicabut setelah makan dan minum dan dimasukkan sesuai keperluan. Hal ini hanya solusi sementara sehingga prostesis dapat diganti.

Penting untuk tetap menjaga hidrasi meskipun ada kebocoran. Sangat membantu untuk enghindari kehilangan cairan saat udara sedang panas melalui perspirasi dengan tetap berada di dalam lingkungan dingin dan minum cairan dengan cara tertentu agar tidak bocor. Minuman yang mengandung kafein meningkatkan urinasi, sehingga harus dihindari. Cairan kental cenderung tidak bocor, dan dapat menyediakan cairan esensial meskipun bocor. Banyak makanan yang mengandung jumlah cairan yang besar dan lebih kental (seperti agar-agar, sup, havermut, yogurt) sehingga akan lebih tidak bocor. Di sisi lain, kopi dan minuman berkarbonasi lebih mungkin untuk bocor. Buah-buahan dan sayur-sayuran mengandung jumlah cairan yang besar (seperti semangka, apel, dll.). Cara terbaik untuk mencari tahu jenis makanan yang terbaik adalah dengan mencobanya satu persatu.

Metode lain untuk mengurangi kebocoran selagi menunggu prostesis dapat diganti adalah dengan mencoba dan menelan cairan layaknya menelan makanan. Maneuver tersebut akan lebih mencegah kebocoran melalui prostesis.

Tindakan-tindakan ini dapat dilakukan untuk menjaga agar tetap terhidrasi dan mendapat nutrisi yang cukup sampai prostesis dapat diganti.

Membersihkan prostesis suara

Dianjurkan agar prostesis suara dibersihkan paling tidak dua kali sehari (pagi dan malam), dan juga setelah makan, karena pada waktu tersebut makanan dan mukus dapat terjebak. Pembersihan dapat membantu terutama setelah makan makanan yang lengket atau ketika suara pasien menjadi lemah.

Awalnya, mukus di sekitar prostesis harus dibersihkan dengan pinset atau jepitan, terutama jepitan dengan ujung yang bulat. Kuas dari pabrik pembuat prostesis dapat digunakan dan diputar bolak-balik. Kuas harus dibersihkan dengan benar menggunakan air hangat setelah setiap pembersihan. Prostesis harus dibilas dua kali dengan air hangat menggunakan alat dari pabrik pembuat.

Alat untuk membilas harus diperkenalkan ke dalam bukaan prostesis sambil menerapkan sedikit tekanan untuk menutup bukaan tersebut secara rapat. Sudut di mana alat tersebut harus diletakkan berbeda antar individu. Pembilasan prostesis harus dilakukan secara lembut karena menggunakan tekanan berlebihan akan menyipratkan air ke dalam trakea. Jika pembilasan dengan air terlalu bermasalah, pembilasan dapat dilakukan dengan udara.

Pabrik pembuat alat-alat tersebut memiliki instruksi tersendiri tentang bagaimana membersihkan masing-masing alat dan cara pembuangannya. Kuas harus diganti saat lembarannya menjadi bengkok atau sudah rusak.

Kuas prostesis dan alat pembilas harus dibersihkan dengan air panas, jika memungkinkan dibersihkan dengan sabun dan dikeringkan dengan handuk setiap setelah digunakan. Satu cara untuk menjaga tetap bersih adalah meletakkan mereka di atas handuk bersih, dan hadapkan di bawah matahari untuk beberapa saat, setiap hari. Cahaya ultraviolet memiliki kekuatan antibakteri untuk mengurangi jumlah bakteri dan jamur.

Taruhlah 2-3 cc air salin dalam trakea setidaknya dua kali sehari (dan lebih jika udara kering), menggunakan pelembab udara dapat menjaga mucus tetap lembab dan mengurangi sumbatan prostesis suara.

Mencegah pertumbuhan jamur pada prostesis suara

Pertumbuhan jamur yang terlalu cepat dapat menyebabkan kebocoran, sehingga dapat menjadi kerusakan. Namun, pertumbuhan jamur memakan waktu lama pada prostesis yang baru terpasang. Oleh karena itu, kerusakan segera setelah pemasangan, sangat tidak mungkin disebabkan oleh pertumbuhan jamur.

Keberadaan jamur harus dipastikan oleh orang yang mengganti prostesis yang gagal. Hal ini dapat dilakukan dengan mengobservasi koloni jamur tipikal (Kandida) yang mencegah katup dari menutup, dan jika mungkin, mengirimkan specimen dari prostesis suara untuk kultur jamur.

Mycostatin (agen antifungal) sering digunakan untuk mencegah kegagalan prostesis akibat jamur. Obat ini tersedia dengan resep dokter, dalam sediaan suspense ataupun tablet. Tablet dapat dihancurkan menjadi puyer.

Penggunaan terapi antifungal tanpa mengetahui dengan jelas penyebab kegagalan prostesis adalah jamur, merupakan tindakan yang tidak dibenarkan. Obat tersebut mahal, dan dapat menimbulkan resistensi, dan menimbulkan efek samping yang tidak diharapkan.

Akan tetapi, terdapat penggunaan yang dibenarkan, yaitu pada pasien diabetes; pasien yang mendapat terapi antibiotik; kemoterapi atau steroid; dan pasien dengan kolonisasi jamur yang jelas (lidah kotor, dll).

Terdapat beberapa metode yang dapat membantu jamur tidak bertumbuh pada prostesis:

- Mengurangi konsumsi gula pada makanan dan minuman. Sikatlah gigi dengan baik setelah mengkonsumsi makanan dan minuman dengan kadar gula yang tinggi.
- Sikat gigi setelah makan dan terutama sebelum tidur
- Pasien diabetes harus menjaga kadar gula darah yang normal
- Minum antibiotik hanya jika diperlukan
- Setelah menggunakan suspensi oral agen antifungal, tunggulah selama 30 menit untuk membiarkannya bekerja, kemudian sikatlah gigi. Hal ini dikarenakan beberapa suspense mengandung gula
- Celupkan kuas prostesis ke dalam sedikit suspensi Mycostatin dan sikatlah bagian dalam prostesis sebelum tidur. (Suspensi dapat dibuat di rumah menggunakan tablet

Mycostatin yang dilarutkan dalam 3-5 cc air). Hal ini dapat meninggalkan beberapa suspensi di dalam prostesis. Suspensi yang tidak digunakan harus dibuang. Jangan menaruh terlalu banyak Mycostatin di dalam prostesis untuk mencegah menetesnya suspense ke dalam trakea. Berbicara beberapa kata setelah meletakkan suspensi dapat mendorongnya ke bagian prostesis yang lebih dalam

- Konsumsi probiotik seperti yogurt dengan kultur aktif dan.atau sediaan probiotik lainnya
- Sikatlah lidah dengan halus jika terdapat plak putih (dilapisi jamur)
- Gantilah sikat gigi setelah menyelesaikan masalah jamur untuk mencegah kolonisasi kembali
- Jagalah agar kuas prostesis tetap bersih

Penggunaan *Lactobacillus acidophilus* untuk mencegah pertumbuhan jamur terlalu cepat

Probiotik yang sering digunakan untuk mencegah pertumbuhan jamur adalah sediaan yang mengandung bakteri hidup *Lactobacillus acidophilus*. Tidak terdapat perintah jelas dari Badan Pengawas Obat dan Makanan di Amerika Serikat (Food and Drug Administration) mengenai pemakaian bakteri ini sebagai pencegah pertumbuhan jamur. Artinya, belum ada studi terkontrol untuk memastikan keamanan dan efektivitasnya. Sediaan *L. acidophilus* dijual sebagai suplemen nutrisi dan bukan sebagai obat. Dosis yang direkomendasikan adalah sekitar 1 hingga 10 miliar bakteri. Biasanya, tablet *L. acidophilus* mengandung jumlah bakteri sesuai dosis tersebut. Saran dosis dapat berbeda-beda setiap tablet, namun biasanya direkomendasikan untuk mengkonsumsi satu hingga tiga tablet setiap hari.

Meskipun secara umum dianggap aman dengan sedikit efek samping, sediaan oral *L. acidophilus* harus dihindari oleh orang dengan masalah pencernaan, system imun yang melemah, atau pertumbuhan bakteri pencernaan yang berlebih. Pada individu seperti ini, bakteri *L. acidophilus* dapat menyebabkan komplikasi serius dan terkadang mengancam nyawa. Oleh karena itu, diharuskan untuk berkonsultasi dengan dokter jika mengkonsumsi bakteria hidup ini, terutama individu dengan kondisi khusus di atas.

BAB 11: MAKAN, MENELAN, MENGHIDU

Makan, menelan, dan menghidu tidak akan sama lagi setelah laringektomi. Proses radiasi dan pembedahan membuat suatu perubahan permanen untuk seumur hidup. Terapi radiasi dapat menyebabkan otot untuk mengunyah mengalami fibrosis, sehingga sulit untuk membuka mulut (trismus atau *lockjaw*), dan pada akhirnya aktivitas makan menjadi tidak mudah. Kesulitan makan dan menelan juga dapat diakibatkan oleh berkurangnya produksi air liur dan penyempitan esofagus, serta menurunnya gerakan peristalsis pada pasien dengan rekonstruksi flap. Karena udara dihirup melalui hidung, maka fungsi penghidu juga dapat terpengaruh.

Bab ini akan mendeskripsikan manifestasi dan perawatan fungsi makan dan penghidu yang terganggu pada pasien dengan laringektomi. Hal ini termasuk masalah menelan, refluks makanan, striktur esofagus, dan kesulitan menghidu.

Menjaga nutrisi yang adekuat sebagai pasien dengan laringektomi

Aktivitas makan dapat menjadi tantangan seumur hidup bagi pasien dengan laringektomi. Kesulitan menelan, produksi air liur yang berkurang (air liur berfungsi sebagai lubrikan untuk makanan dan mempermudah proses mengunyah), dan perubahan fungsi penghidu.

Kebutuhan konsumsi cairan dalam jumlah yang besar saat sedang makan, menyebabkan kesusahan untuk mencerna makanan besar. Hal ini dikarenakan ketika cairan mengisi lambung, tinggal sedikit ruang yang tersisa untuk terisi makanan. Cairan diserap dalam waktu yang singkat, sehingga pada akhirnya, pasien dengan laringektomi memilih makan porsi kecil tetapi sering, ketimbang porsi besar tetapi jarang. Konsumsi cairan yang banyak juga membuat frekuensi buang air kecil lebih tinggi di pagi dan malam hari. Hal ini dapat mengganggu pola tidur dan menyebabkan kelelahan dan sifat lekas marah. Bagi mereka yang menderita penyakit jantung, konsumsi cairan berlebih dapat mengakibatkan masalah.

Konsumsi makanan yang dapat bertahan lebih lama di dalam lambung, seperti keju putih, daging, kacang-kacangan, dapat mengurangi jumlah waktu makan sehari-hari, sehingga juga mengurangi kebutuhan minum.

Pasien dengan laringektomi perlu belajar untuk makan tanpa mengkonsumsi cairan terlalu banyak. Sebagai contoh, meringankan kesulitan menelan dapat mengurangi kebutuhan konsumsi cairan, dan mengkonsumsi cairan lebih sedikit sebelum tidur dapat memperbaiki pola tidur.

Nutrisi dapat diperbaiki dengan:

- Mencerna cairan dengan cukup, tapi tidak terlalu banyak
- Minum cairan lebih sedikit di malam hari
- Mengkonsumsi makanan "sehat"
- Mengkonsumsi diet rendah karbohidrat dan tinggi protein (kadar gula tinggi meningkatkan kolonisasi ragi)
- Meminta bantuan ahli diet

Pasien dengan laringektomi harus menjalani rencana diet dengan nutrisi cukup dan seimbang, yang terdiri dari bahan-bahan yang tepat, meskipun terdapat kesulitan makan. Diet rendah karbohidrat dan tinggi protein yang termasuk vitamin dan tambahan mineral juga penting. Bantuan dari ahli gizi, ahli patologi wicara dan bahasa, dan dokter tentang kecukupan berat badan juga sangat penting.

Cara mengeluarkan (atau menelan) makanan yang tersangkut di tenggorokan atau esophagus

Sebagian pasien dengan laringektomi mengalami episode dimana makanan tersangkut di belakang tenggorokan atau esophagus dan mencegah mereka untuk menelan.

Beberapa cara untuk <u>clearing</u> makanan yang tersangkut adalah:

1. Jangan panik. Pasien dengan laringektomi tidak akan *suffocated* karena esofagus akan terpisah dari trakea seutuhnya.
2. Cobalah minum cairan (lebih baik cairan hangat) untuk menurunkan makanan dengan menambah tekanan di dalam mulut. Jika tidak berhasil-
3. Jika Anda bicara melalui pungsi trakeoesofagus, cobalah untuk bicara. Dengan begitu, udara yang Anda tiup melalui prostese suara dapat mendorong makanan ke atas pungsi tersebut untuk masuk ke bagian

belakang tenggorokan, sehingga meringkankan obstruksi. Cobalah cara ini dengan posisi berdiri, dan jika tidak berhasil, bungkukkan badan dan cobalah bicara. Jika tidak berhasil juga-

4. Bungkukkan badan ke depan (di atas <u>sink</u> atau genggam tissue atau gelas di atas mulut), merendahkan mulut di bawah dada dan berikan tekanan di atas perut dengan tangan Anda. Hal ini memaksa isi perut untuk naik ke atas dan membersihkan obstruksi.

Metode-metode ini terbukti berhasil untuk kebanyakan orang. Namun, tidak semua orang sama dan pasien harus melakukan percobaan untuk menemukan metode yang paling cocok dengan mereka. Perlu diingat, bahwa fungsi menelan pada pasien dengan laringektomi akan membaik seiring dengan berjalannya waktu.

Beberapa pasien dengan laringektomi berhasil mengeluarkan obstruksi dengan memijat tenggorokan mereka dengan lembut, berjalan selama beberapa menit, melompat di atas kaki mereka, duduk dan berdiri beberapa kali, memukul dada atau punggung mereka, menggunakan mesin penghisap dengan kateter di belakang tenggorokan, atau dengan menunggu untuk beberapa saat hingga makanan tersebut bisa turun ke lambung dengan sendirinya.

Jika tidak ada metode yang berhasil dan makanan masih tersangkut di belakang tenggorokan, maka perlu diperiksa oleh dokter spesialis THT atau pergi ke Instalasi Gawat Darurat untuk mengeluarkannya.

Makanan dan refluks asam lambung

Sebagian besar pasien dengan laringektomi cenderung berpotensi untuk mengalami refluks gastroesofageal atau GERD.

Terdapat dua berkas otot atau spingter pada esophagus yang mencegah refluks. Satu berkas otot terletak di antara esophagus dan lambung, dan satu lagi terletak di belakang laring, di bagian awal esofagus di leher. Spingter esophagus bawah sering bermasalah ketika adanya hiatal hernia yang timbul pada tiga perempat orang berumur diatas 70 tahun. Dalam proses laringektomi, spingter esophagus atas (krikofaring) yang biasanya mencegah makanan untuk kembali ke mulut, dihilangkan. Hal ini membuat bagian atas esophagus menjadi lembek dan selalu terbuka, sehingga isi lambung dapat mengalami refluks ke tenggorokan dan mulut. Oleh karena itu, regurgitasi asam lambung dan makanan, terutama di sekitar satu jam pertama setelah makan, dapat terjadi ketika badan bungkuk ke depan atau posisi berbaring. Hal ini juga dapat terjadi ketika pasien yang menggunakan pungsi trakeoesofagus mencoba bicara, karena kuatnya penghembusan udara.

Konsumsi obat-obatan yang mengurangi keasaman lambung seperti antasida dan *proton pump inhibitors* (PPI) dapat meringankan beberapa efek samping refluks, seperti iritasi tenggorok, kerusakan gusi dan rasa tidak enak. Mencegah refluks juga dapat dilakukan dengan cara tidak berbaring setelah makan atau minum. Makan dengan porsi kecil beberapa kali juga mengurangi refluks makanan daripada makan dengan porsi besar.

Gejala dan pengobatan refluks asam lambung. Asam lambung muncul ketika asam yang biasanya berada di lambung naik ke esofagus. Kondisi ini juga disebut *gastroesophageal reflux disease* atau GERD.

Gejala refluks asam lambung meliputi:

- Rasa terbakar di dada (*heartburn*)
- Rasa terbakar di tenggorokan
- Nyeri dada atau perut
- Kesulitan menelan
- Suara serak atau sakit tenggorokan
- Batuk yang tidak jelas (tidak berlaku untuk pasien dengan laringektomi kecuali prostese suara bocor)
- Pada pasien dengan laringektomi: jaringan granulasi tumbuh di sekitar prostese suara, usia alat prostese suara memendek, dan masalah suara

Usaha untuk mengurangi dan mencegah refluks asam lambung termasuk:

- Menurunkan berat badan (pada pasien yang kelebihan berat badan)
- Mengurangi stress dan mempraktikkan teknik relaksasi
- Menghindari makanan yang memperburuk gejala (seperti kopi, cokelat, alkohol, gula permen, dan makanan berlemak)
- Berhenti merokok dan menghentikan paparan terhadap perokok pasif

- Makan porsi kecil beberapa kali, ketimbang makan porsi besar
- Duduk tegak saat makan hingga 30 sampai 60 menit setelahnya
- Menghindari berbaring hingga 3 jam setelah makan
- Mengangkat bagian kepala tempat tidur 15-20 cm (dengan meletakkan kayu di bawah kaki tempat tidur atau mengganjal kasur) atau menggunakan bantal untuk mengangkat bagian atas tubuh setinggu 45 derajat
- Mengkonsumsi obat-obatan yang mengurangi produksi asam lambung sesuai resep dokter
- Ketika membungkukkan badan ke bawah, tekuk lutut, bukan bungkukkan bagian atas badan

Obat-obatan untuk pengobatan asam lambung. Terdapat tiga jenis utama obat-obatan yang dapat mengurangi gejala refluks asam lambung: antasida, *histamine H2-receptor antagonists* (H2 *blockers*) dan *proton pump inhibitors*. Obat-obatan ini memiliki mekanisme yang berbeda dengan mengurangi atau menghambat asam lambung.

Antasida cair biasanya lebih aktif daripada sediaan tablet, dan lebih aktif lagi jika diminum setelah makan atau sebelum tidur, tetapi akan bekerja dalam jangka waktu yang singkat. *H2 blockers* bekerja dengan mengurangi jumlah asam yang diproduksi lambung. Jenis obat ini bertahan lebih lama dari antasida dan dapat mengurangi gejala ringan. Sebagian besat *H2 blockers* dapat dibeli tanpa resep dokter.

Proton pump inhibitors merupakan jenis yang paling efektif untuk mengobati GERD dan menghentikan produksi asam lambung. Beberapa obat jenis ini dijual tanpa resep dokter. Obat jenis ini dapat mengurangi absorpsi kalsium. Pemantauan kadar kalsium darah sangatlah penting; individu dengan kadar kalsium rendah mungkin memerlukan suplemen kalsium.

Jika gejala GERD menjadi parah atau bertahan dalam waktu yang lama dan sulit dikendalikan, periksalah ke dokter.

Bicara saat makan dan setelah laringektomi

Pasien dengan laringektomi yang bicara melalui prostese trakeoesofagus dapat mengalami kesulitan bicara saat mereka menelan. Hal ini terutama bermasalah pada waktu makanan atau cairan sedang melewati lokasi pungsi trakeoesofagus. Berbicara di waktu itu sangat tidak mungkin, atau dapat terdengar tidak jelas. Hal ini dapat terjadi karena udara masuk ke esophagus melalui prostese suara dan harus berjalan melewati makanan atau cairan. Sayangnya, waktu yang dibutuhkan bagi makanan untuk melewati esophagus lebih lama pada pasien yang memiliki flap untuk mengganti faringnya. Hal ini dikarenakan flap tidak memiliki gerakan peristalsis (kontraksi dan relaksasi), makanan akan turun dengan gravitasi.

Maka dari itu, sangat penting untuk makan dengan perlahan, mencampur makanan dengan cairan ketika mengunyah dan membiarkan makanan melewati area prostese suara sebelum mencoba berbicara. Seiring berjalannya waktu, pasien dengan laringektomi dapat belajar seberapa banyak waktu yang dibutuhkan untuk makanan melewati esofagus sebelum dapat berbicara. Minum setelah makan, sebelum berbicara, juga sangatlah penting.

Terdapat beberapa latihan makan dan menelan yang dapat diajarkan oleh patologis bicara dan Bahasa (*speech and language pathologist*) yang dapat membantu pasien dengan laringektomi dalam mempelajari ulang menelan tanpa kesulitan.

Kesulitan Menelan

Sebagian besar pasien dengan laringektomi mengalami masalah menelan (disfagia) segera setelah melewati pembedahan. Menelan sendiri melibatkan kordinasi antara lebih dari dua puluh otot dan beberapa saraf, sehingga kerusakan terhadap bagian manapun oleh pembedahan atau radiasi, dapat menyebabkan kesulitan menelan. Mayoritas pasien dengan laringektomi belajar ulang cara menelan dengan mudah. Beberapa dari mereka mungkin hanya sedikit menyesuaikan, seperti mengambil gigitan lebih kecil, mengunyah lebih lama, dan meminum cairan saat makan. Beberapa lainnya mengalami kesulitan menelah yang signifikan, sehingga membutuhkan bantuan dalam memperbaiki kemampuan menelan bersama patologis bicara dan bahasa yang ahli dalam masalah menelan.

Fungsi menelan berubah setelah laringektomi dan dapat lebih sulit dengan efek radiasi dan kemoterapi. Insidensi masalah menelan dan sumbatan makanan dapat mencapai lima puluh persen pasien, dan jika tidak tertangani, dapat menyebabkan malnutrisi. Sebagian besar masalah menelan baru terlihat ketika pasien telah keluar dari perawatan di rumah sakit. Biasanya, masalah dapat muncul ketika mencoba makan dengan terlalu cepat dan tidak mengunyah dengan baik. Masalah juga dapat terjadi setelah adanya trauma terhadap esofagus ketika tidak sengaja menelan bagian makanan yang tajam, atau minum cairan yang sangat panas. Hal ini menyebabkan esophagus mengalami pembengkakkan yang dapat bertahan selama satu hingga dua hari.

Masalah menelan (atau disfagia) sering ditemukan setelah laringektomi total. Masalah ini dapat terjadi sementara atau dalam waktu yang lama. Risiko masalah menelah meliputi status nutrisi yang kurang, situasi sosial dapat terganggu, dan kualitas hidup yang menurun.

Pasien mengalami kesulitan menelan sebagai akibat dari:

- Fungsi abnormal otot faring (dismotilitas)
- Disfungsi krikofaring dari kartilago krikoid dan faring
- Menurunnya kekuatan dari pergerakan dasar lidah
- Berkembangnya lipatan membrane mukosa atau jaringan parut pada dasar lidah yang disebut *"pseudoepiglottis"*. Makanan dapat terkumpul di antara *pseudoepiglottis* dan dasar lidah.
- Kesulitan dalam menggerakan lidah, menelan, dan mendorong makanan dalam faring karena tulang hyoid dan bagian structural lain yang terangkat,
- Striktur dalam faring atau esofagus dapat menghalangi jalur makanan sehingga dapat terkumpul
- Munculnya kantung (diverticulum) pada dinding faring-esofagus yang dapat mengumpulkan makanan dan cairan sehingga menimbulkan keluhan menempelnya makanan di esophagus bagian atas

Pasien dengan laringektomi biasanya tidak diperbolehkan menelan makanan segera setelah pembedahan dan harus makan melalui selang makanan selama dua sampai tiga minggu. Selang tersebut dimasukkan ke lambung melalui hidung, mulut, atau pungsi trakeoesofagus, dan cairan akan dimasukkan melalui selang tersebut. Akan tetapi, praktik ini lama kelamaan berubah; terdapat banyak bukti bahwa pada pembedahan standard, makan secara oral dapat dimulai dengan cairan jernih pada 24 jam setelah operasi. Hal ini dapat membantu otot menelan mulai berlatih bekerja.

Jika terdapat obstruksi makanan di bagian atas esofagus, menelan dapat menjadi sulit selama satu atau dua hari. Hal ini dikarenakan terdapat pembengkakkan lokal di belakang tenggorok yang biasanya dapat hilang dengan waktu.

Beberapa cara untuk menghidari hal tersebut:

- Makan dengan perlahan dan sabar
- Mengambil suapan-suapan kecil dan menelan dengan seksama
- Menelan dengan jumlah makanan yang kecil satu persatu dan selalu mencampurnya dengan cairan di mulut sebelum menelan. Cairan hangat membuat makanan lebih mudah ditelan
- Menyiram makanan dengan lebih banyak cairan sesuai kebutuhan (cairan hangat mungkin bekerja lebih baik untuk menyiram makanan)
- Menghindari makanan yang mudah menempel atau susah dikunyah. Pasien sendiri yang harus mencari tahu makanan mana yang dapat lebih mudah dicerna. Beberapa makanan mudah dicerna, seperti roti panggang, yogurt, dan pisang, dan makanan lainnya cenderung lengket, seperti apel yang tidak dikunyah, daun selada, dan sayuran lainnya, serta daging steak.

Masalah menelan dapat menghilang seiring dengan waktu. Namun, dilatasi esofagus mungkin diperlukan jika penyempitan menjadi permanen. Luasnya penyempitan dapat dievaluasi dengan uji menelan. Dilatasi biasanya dilakukan oleh dokter spesialis THT atau spesialis gastroenterologi.

Uji untuk mengevaluasi kesulitan menelan

Terdapat lima uji utama yang dapat digunakan untuk mengevaluasi kesulitan menelan:
- Radiografi *barium swallow*
- Fluoroskopi video
- Evaluasi endoskopi
- Laringoskopi nasofaring dengan fiber optik
- Manometri esofagus (mengukur kontraksi otot esofagus)

Uji spesifik ditentukan menurut kondisi klinis

Fluoroskopi video sering dilakukan sebagai uji pertama pada sebagian besar pasien. Alat ini merekam proses menelan selama fluoroskopi. Dengan begitu, kita dapat memperoleh visualisasi akurat dan mempelajari urutan kejadian yang membentuk proses menelan; terbatas kepada esofagus bagian servikal. Video yang diambil dari sisi depan dan samping, dapat ditonton dengan kecepatan yang lebih rendah untuk dapat dipelajari dengan lebih akurat. Pergerakan abnormal dari makanan pun dapat dipelajari, seperti aspirasi, pengumpulan (*pooling*), pergerakan struktur anatomis, aktivitas otot, dan waktu persis dari transit oral dan faring. Efek dari beberapa konsistensi barium dan berbagai posisi dapat diuji. Bolus padat dan kental dapat digunakan pada pasien yang mengeluh disfagia terhadap makanan padat.

Penyempitan esofagus dan masalah menelan

Striktur esophagus merupakan penyempitan sepanjang faring-esofagus yang menghambat atau menghalangi jalur makanan, menyebabkan esofagus memiliki konfigurasi jam pasir.

Striktur setelah laringektomi dapat terjadi karena efek radiasi dan ketatnya jahitan pembedahan dan juga dapat berkembang perlahan seiring terbentuknya jaringan parut.

Intervensi yang dapat membantu pasien meliputi:

- Perubahan diet dan postur
- Miotomi (pemotongan otot)
- Dilatasi

Flap bebas yang kadang digunakan untuk menggantikan laring, tidak memiliki gerakan peristalsis, sehingga menelan akan lebih sulit. Pada beberapa kasus, setelah operasi, makanan turun ke lambung dengan gerakan gravitasi. Waktu yang dibutuhkan makanan untuk mencapai lambung bervariasi di antara individu, kira-kira sekitar 5 sampai 10 detik.

Mengunyah makanan dengan baik dan mencampurnya dengan cairan di mulut sebelum menelan sangat membantu, begitu juga dengan menelan makanan dalam jumlah sedikit setiap waktu, dan menunggu hingga makanan telah turun. Meminum cairan di antara makanan padat membantu menyiram makanan ke bawah. Pasien harus bersabar dan menggunakan sebanyak mungkin waktu yang diperlukan untuk menyelesaikan makanannya.

74

Pembengkakkan setelah pembedahan cenderung berkurang seiring waktu, dan akan mengurangi penyempitan esofagus, sehingga menelan menjadi lebih mudah. Hal ini penting diingat karena selalu ada harapan bahwa menelan akan lebih mudah dalam beberapa bulan pertama setelah operasi. Namun, jika tidak membaik, dilatasi esofagus bisa menjadi salah satu opsi penyembuhan.

Dilatasi esofagus

Penyempitan esofagus sering menjadi konsekuensi laringektomi; dilatasi esofagus yang sempit dibutuhkan untuk membuka penyempitan tersebut. Prosedur ini biasanya memerlukan pengulangan dan frekuensinya tergantung kepada setiap individu. Pada beberapa orang, prosedur ini dibutuhkan seumur hidup, sementara pada beberapa orang lainnya esofagus dapat tetap terbuka setelah beberapa dilatasi. Prosedur ini membutuhkan sedasi atau anestesi karena menyakitkan. Dilatator serial dengan diameter yang lebih besar diperkenalkan ke dalam esofagus untuk mendilatasikannya perlahan. Proses ini menghancurkan fibrosis, namun kondisi tersebut dapat muncul kembali.

Terkadang, balon lebih dipilih dibandingkan dengan dilatator Panjang untuk mendilatasi striktur lokal. Metode lain yang dapat membantu adalah penggunaan steroid topikal dan injeksi pada esofagus. Meskipun dilatasi dilakukan oleh dokter spesialis THT atau dokter spesialis gastroenterologi, kadang prosedur tersebut juga dapat dilakukan oleh pasien sendiri di rumah. Pada kasus yang sulit, pembedahan mungkin diperlukan untuk menghilangkan striktur atau mengganti bagian yang sempit dengan *graft*.

Karena dilatasi menghancurkan fibrosis, rasa sakit yang ditimbulkan mungkin akan bertahan lama. Konsumsi obat-obatan penahan rasa sakit dapat mengurangi rasa tidak nyaman.

Penggunaan Botox

Botox adalah sediaan farmasi dari toksin A yang diproduksi oleh *Clostridium* botulinum, bakteri anaerobik yang menyebabkan botulisme yaitu penyakit paralisis otot. Toksin botulinum menyebabkan paralisis parsial otot dengan bertindak pada serat saraf kolinergis presinaptik dengan menghambat terlepasnya asetilkolin pada sambungan neuromuskular. Pada jumlah sedikit, toksin tersebut juga dapat digunakan untuk melumpuhkan otot sementara waktu selama tiga sampai empat bulan. Dapat pula digunakan untuk mengontrol spasme otot, kedipan berlebihan, dan untuk perawatan kosmetik kerutan wajah. Efek samping yang jarang ditemukan adalah kelemahan otot keseluruhan, dan lebih jarang lagi, kematian. Injeksi Botox telah menjadi pengobatan pilihan untuk individu tertentu demi memperbaiki proses menelan dan bicara setelah laringektomi.

Untuk pasien dengan laringektomi, injeksi Botox telah digunakan untuk mengurangi hipertonisitas dan spasme segmen yang bervibrasi, sehingga usaha yang dikeluarkan lebih sedikit untuk memproduksi suara esofagus atau trakeoesofagus. Akan tetapi, hal ini hanya efektif terhadap otot yang terlalu aktif dan mungkin membutuhkan injeksi dengan dosis yang besar ke dalam otot yang spastik. Prosedur ini juga dapat digunakan untuk menenangkan otot yang kencang pada daerah rahang bawah jika mengalami kesulitan menelan. Kondisi yang bukan karena spasme otot, seperti divertikulum esofagus, striktur karena fibrosis setelah radiasi, dan jaringan parut dan penyempitan setelah pembedahan, tidak dapat ditolong dengan prosedur ini.

Hipertonisitas otot konstriktor atau spasme faringoesofagus merupakan penyebab tersering kegagalan fungsi bicara trakeoesofagus setelah laringektomi. Hipertonisitas otot konstriktor dapat meningkatkan tekanan puncak intra-esofagus ketika berbicara, sehingga mengganggu kelancaran bicara. Hal ini juga dapat mengganggu proses menelan dengan menghalangi transit makanan dan cairan di faring.

Injeksi Botox dapat dilakukan oleh dokter spesialis THT di klinik. Injeksi dapat dilakukan secara perkutan atau melalui esofagogastroduodenoskopi. Injeksi perkutan ke dalam otot konstriktor faring melalui satu sisi faring yang baru terbentuk (neofaring) dilakukan di atas atau di samping stoma. Injeksi melalui esofagogastroduodenoskopi dapat dilakukan kapanpun injeksi perkutan tidak dapat dipilih. Metode ini dilakukan pada pasien dengan fibrosis pasca radiasi yang parah, terdapat gangguan anatomi servikal, dan adanya kecemasan atau ketidakmampuan untuk menerima injeksi perkutan. Metode tersebut menyediakan visualisasi langsung dan presisi yang lebih baik. Injeksi kepada segmen faringoesofagus yang spastik sering dilakukan oleh dokter spesialis gastroenterologi dan sering diikuti oleh ekspansi halus dengan masase balon untuk memfasilitasi distribusi Botox yang seragam.

Fistula Faringo-kutan

Fistula faring-kutan adalah koneksi abnormal antara mukosa faring ke kulit. Biasanya, terdapat kebocoran saliva yang terbentuk dari area faring ke kulit, mengindikasikan adanya kerusakan garis jahitan pembedahan di faring. Hal ini merupakan komplikasi tersering pasca laringektomi dan biasanya muncul tujuh hingga sepuluh hari setelah operasi. Radiasi sebelumnya adalah salah satu faktor risiko. Makanan melalui mulut harus ditunda hingga fistula menyembuh atau diperbaiki dengan pembedahan.

Penutupan fistula dapat dievaluasi dengan "uji pewarnaan" (seperti mencerna warna biru metilen yang muncul di kulit jika fistula tidak terhalang) dan/atau dengan studi kontras radiografi.

Menghidu setelah laringektomi

Pasien dengan laringektomi dapat mengalami kesulitan dengan fungsi indera penciumannya. Hal ini muncul meskipun laringektomi reguler tidak melibatkan persarafan yang berhubungan dengan indera penciuman atau olfaktorius. Hal yang menyebabkannya adalah perubahan jalur udara saat pernafasan. Sebelum laringektomi, udara masuk ke paru-paru melalui hidung dan mulut. Pergerakan udara melalui hidung membuat wewangian dan aroma dideteksi ketika berkontak dengan ujung saraf di hidung yang bertanggungjawab untuk indera penciuman.

Setelah laringektomi, tidak ada lagi aliran udara aktif melalui hidung. Hal ini dapat dirasakan sebagai hilangnya fungsi penciuman. "Teknik menguap sopan" dapat membantu pasien dengan laringektomi kembali memiliki kapasitas penciuman. Gerakan ini sama seperti ketika seseorang mencoba menguap dengan mulut tertutup, sehingga muncullah nama teknik tersebut. Gerakan rahang bawah dan lidah ke arah bawah yang cepat, sambil menutup bibir, akan membuat kondisi vakum halus, menarik udara ke jalur nasal dan memungkinkan deteksi bau melalui aliran udara baru. Dengan berlatih, kondisi vakum yang sama dapat diperoleh melalui gerakan lidah yang halus namun efektif.

BAB 12: ISU MEDIS SETELAH PROSEDUR RADIASI DAN PEMBEDAHAN: MANAJEMEN NYERI, PENYEBARAN KANKER, HIPOTIROIDISME, DAN PENCEGAHAN KESALAHAN MEDIS

Bagian ini menggambarkan variasi isu medis pada pasien yang menjalani laringektomi

Manajemen nyeri

Nyeri sering dirasakan oleh banyak pasien dan penyintas kanker. Nyeri dapat menjadi salah satu tanda penting pada kanker dan bahkan dapat mengarahkan pada diagnosis. Oleh karena itu, nyeri tidak dapat dihiraukan dan harus menjadi sebuah tanda untuk mendapatkan pelayanan medis. Nyeri yang diasosiasikan dengan kanker bervariasi secara intensitas dan kualitasnya. Dari nyeri konstan, intermiten, ringan, sedang, maupun berat. Selain itu, nyeri juga dapat dinilai dengan nyeri yang *aching,* tumpul ataupun tajam.

Penyebab nyeri pada kanker dapat berupa bertumbuhnya sebuah kanker yang menekan dan menghancurkan jaringan sekitarnya. Dengan bertambahnya ukuran sebuah tumor, maka nyeri dapat muncul dari penekanan jaringan saraf, tulang, dan struktur lainnya. Kanker kepala dan leher juga dapat mengikis mukosa dan memaparkannya pada saliva dan bakteri dari mulut. Kanker yang telah menyebar dan kanker rekuren memiliki potensi lebih besar untuk mengakibatkan nyeri.

Pengobatan kanker sendiri juga dapat menjadi penyebab munculnya nyeri. Kemoterapi, radiasi, dan operasi pembedahan merupakan sumber nyeri. Kemoterapi dapat menyebabkan diare, luka pada mulut, dan kerusakan jaringan saraf. Radiasi kepala dan leher dapat menyebabkan sensasi nyeri dan terbakar pada kulit dan mulut, serta kekakuan otot dan kerusakan jaringan saraf. Pembedahan juga merupakan prosedur yang menyakitkan, bahkan bisa meninggalkan deformitas dan/atau luka yang membutuhkan waktu lama untuk sembuh.

Nyeri kanker dapat diobati dengan beberapa metode. Jika memungkinkan, radiasi, kemoterapi, dan operasi pembedahan dapat digunakan untuk mengeliminasi sumber nyeri. Jika tidak mungkin, pengobatan lain seperti obat-obatan oral, blokade saraf, akupuntur, masase, *physical therapy*, meditasi, relaksasi, dan bahkan humor. Ahli manajemen nyeri dapat menawarkan beberapa opsi pengobatan tersebut.

Pengobatan anti-nyeri dapat diberikan dalam bentuk tablet, tablet terlarut, intravena, intramuskular, rektal, atau *skin patch.* Pengobatan tersebut dapat berupa analgesia (mis. aspirin, asetaminofen), obat antiinflamasi nonsteroid (mis. Ibuprofen), serta opioid lemah (mis. kodein) dan kuat (mis. morfin, oxycodone, hydromorphone, fentanyl, metadon).

Terkadang pasien kanker tidak mendapatkan pengobatan yang cukup untuk nyeri yang dirasakannya. Hal ini dapat disebabkan oleh rasa enggan dari dokter untuk menanyakan tentang rasa sakit pasien, atau menawarkan pilihan pengobatan. Sebaliknya, terdapat juga rasa enggan dari pasien untuk menyampaikan keluhan sakitnya, serta rasa takut terhadap adiksi dan efek samping pengobatan.

Mengobati rasa sakit akan berujung pada meningkatnya kesejahteraan pasien, serta meringankan beban pelaku rawat pasien. Pasien harus didorong untuk mengemukakan rasa sakit mereka kepada para tenaga medis, dan kemudian mencari pengobatan. Evaluasi oleh ahli manajemen nyeri merupakan hal yang sangat berguna; seluruh pusat kanker besar memiliki program manajemen nyeri.

Tanda dan gejala kanker kepala dan leher kasus baru atau rekuren

Sebagian besar individu dengan kanker kepala dan leher menerima terapi pengobatan dan pembedahan yang menghilangkan dan menghancurkan kanker. Namun, selalu ada kemungkinan untuk kembalinya kanker tersebut. Oleh karena itu, perlu selalu waspada untuk mendeteksi adanya rekurensi atau kemungkinan munculnya tumor baru. Mengenali tanda-tanda kanker laring dan jenis kanker kepala dan leher lainnya menjadi sangat penting, sehingga kanker tersebut dapat dideteksi pada stadium dini.

Tanda dan gejala kanker kepala dan leher termasuk:

- Sputum berdarah

- Pendarahan dari hidung, mulut, tenggorokan
- Benjolan leher
- Benjolan atau bercak berwarna putih, merah, atau hitam di dalam mulut
- Pernafasan sulit atau perubahan suara nafas
- Batuk kronis
- Perubahan suara (termasuk suara serak)
- Nyeri atau pembengkakan leher
- Kesulitan mengunyah, menelan, atau menggerakan lidah
- Penebalan pipi
- Nyeri sekitar gigi, atau gigi mudah terlepas
- Luka di mulut yang tidak kunjung sembuh, atau bertambah besar
- Lidah atau bagian lain di mulut terasa baal
- Nyeri mulut, tenggorokan, dan telinga yang persisten
- Napas berbau
- Penurunan berat badan

Individu dengan gejala ini harus segera diperiksa oleh dokter spesialis THT secepat mungkin.

Penyebaran kanker kepala dan leher

Kanker laring seperti kanker kepala dan leher, dapat menyebar ke paru-paru dan hati. Risiko penyebaran lebih tinggi pada tumor berukuran besar dan pada tumor yang terlambat terdeteksi. Risiko penyebaran lebih besar pada 5 tahun pertama, dan terutama pada 2 tahun pertama sejak munculnya kanker. Jika kelenjar limfe lokal tidak terdeteksi adanya kanker, maka risiko menjadi lebih kecil.

Individu yang pernah memiliki kanker sebelumnya, memiliki risiko lebih besar untuk memiliki kanker jenis lain yang tidak berhubungan dengan kanker kepala dan leher mereka sebelumnya. Seiring bertambahnya usia, masalah kesehatan lain pun dapat muncul, seperti diabetes dan hipertensi, yang tentunya juga membutuhkan pelayanan. Maka dari itu, penting untuk mengkonsumsi nutrisi yang cukup, memelihara kesehatan gigi, kesehatan fisik dan mental, menerima pelayanan medis yang baik, serta memeriksakan diri secara rutin. Penyintas kanker kepala dan leher tentunya juga harus berhati-hati terhadap semua jenis kanker lainnya.

Hal ini secara relatif mudah didiagnosis dengan pemeriksaan rutin, termasuk kanker payudara, kanker rahim, kanker prostat, kanker usus besar, dan kanker kulit.

Hormon tiroid rendah (hipotiroidisme) dan pengobatannya

Sebagian besar laringektomi menyebabkan penurunan level hormone tiroid (hipotiroidisme). Hal ini dikarenakan efek radiasi dan terangkatnya sebagian atau seluruh kelenjar tiroid saat prosedur laringektomi.

Gejala hipotiroid bervariasi; beberapa individu tidak bergejala, sementara individu lain memiliki gejala yang parah, bahkan mengancam nyawa, meskipun jarang,. Gejala hipotiroid pun tidak spesifik, mirip dengan gejala normal proses penuaan.

Gejela umum — Hormon tiroid menstimulasi metabolisme tubuh. Gejala hipotiroid sebagian besar karena perlambatan proses metabolisme. Gejala sistemik termasuk letih, lesu, kenaikan berat badan, dan intoleransi terhadap suhu dingin.

Skin — Keringat berkurang, kulit kering dan tebal, rambut kasar dan tipis, alis menghilang, kuku rapuh.

Mata — Pembengkakan ringan sekitar mata

Sistem kardiovaskular — Detak jantung melambat dan kontraksi melemah, yang menurunkan fungsi jantung keseluruhan. Hal ini dapat menyebabkan kelelahan dan sesak napas saat olahraga. Hipotiroid juga dapat mengakibatkan hipertensi ringan dan meningkatkan kadar kolesterol.

Sistem respirasi — Otot pernapasan dapat melemah, dan fungsi paru-paru dapat menurun. Gejala meliputi lelah, sesak napas saat olahraga, dan menurunnya kekuatan untuk berolahraga. Hipotiroid dapat menyebabkan pembengkakan lidah, suara serak, dan gangguan pernapasan saat tidur atau *sleep apnea* (tidak pada pasien yang menjalani laringektomi).

Sistem gastrointestinal — Pergerakan saluran pencernaan melambat, menyebabkan konstipasi.

Sistem reproduksi — Siklus menstruasi menjadi ireguler, dari tidak ada sama sekali atau tidak rutin, menjadi sangat sering dan banyak.

Defisiensi tiroid dapat diatasi dengan hormon tiroid buatan (Thyroxine). Obat ini harus diminum saat perut kosong dengan satu gelas penuh 30 menit sebelum makan, disarankan sebelum sarapan atau di waktu yang sama dengan waktu sarapan. Makanan bersifat tinggi lemak dapat mengurangi penyerapan tiroksin sebanyak empat puluh persen.

Beberapa formula tiroksin sistetis telah tersedia, namun masih terdapat kontroversi mengenai efikasinya. Pada tahun 2004, Badan Administrasi Obat dan Makanan atau *Food and Drug Administration* (FDA) milik Amerika Serikat menyetujui produk generik untuk menggantikan produk levotiroksin paten. *American Thyroid Association, Endocrine Society,* dan *American Association of Clinical Endocrinologists* menolak keputusan ini, dan merekomendasikan agar pasien tetap mengkonsumsi merek yang biasa dikonsumsi. Jika pasien harus berganti merek atau digantikan dengan produk generik, maka kadar *thyroid stimulating hormone* (TSH) harus diperiksakan enam minggu kemudian.

Terdapat sedikit perbedaan di antara formulasi tiroksin, oleh karena itu, dianjurkan untuk tetap pada satu formulasi jika memungkinkan. Jika sediaan tiroksin harus diganti, *follow-up* TSH dan terkadang kadar tiroksin bebas (FT4) dalam darah harus dilakukan untuk penyesuaian dosis.

Setelah memulai terapi, pasien harus dievaluasi ulang, serta kadar TSH harus diperiksa dalam tiga hingga enam minggu, dan dosis disesuaikan jika perlu. Gejala hipotiroid pada umumnya mulai mereda setelah dua sampai tiga minggu pasca *replacement therapy.* Namun gejala tersebut mungkin akan memakan waktu setidaknya enam minggu untuk menghilang.

Dosis tiroksin dapat ditingkatkan dalam tiga minggu pada pasien yang terus mengalami gejala, dan memiliki kadar TSH darah yang tinggi. Kondisi hormon stabil dapat dicapai dalam enam minggu setelah inisiasi terapi, atau setelah perubahan dosis.

Proses peningkatan dosis hormon ini dapat dilakukan setiap tiga sampai enam minggu, bergantung kepada pemeriksaan TSH rutin hingga mencapai kadar normal (dari sekitar 0,5 hingga 5,0 mU/L). Ketika sudah tercapai, pemantauan secara periodik dibutuhkan.

Setelah dosis pemeliharaan yang sesuai telah ditentukan, pasien harus melakukan pemeriksaan, dan kadar TSH darah harus dievaluasi satu kali dalam setahun (atau lebih jika hasil abnormal muncul atau terdapat perubahan kondisi pasien). Penyesuaian dosis mungkin diperlukan ketika pasien menua atau mengalami perubahan berat badan.

Menghindari kesalahan medis dan pembedahan

Kesalahan medis dan kesalahan pembedahan sering ditemui. Kedua hal tersebut meningkatkan angka tuntutan malpraktik, biaya pelayanan medis, lamanya waktu perawatan di rumah sakit, serta morbiditas dan mortalitas.

Manuskrip yang menceritakan pengalaman pribadi penulis dalam menghadapi kasus kesalahan medis dan kesalahan pembedahan telah dipublikasikan di Disabled-World.com pada http://www.disabled-world.com/disability/publications/neck-cancer-patient.php

Cara terbaik untuk menghindari kesalahan-kesalahan tersebut adalah dengan membiarkan pasien menjadi advokat mereka sendiri, atau menunjuk sendiri seorang anggota keluarga atau kerabat sebagai advokatnya.

Bagi pasien, kesalahan medis dapat dikurangi dengan:

- o Mendapatkan informasi dan tidak ragu untuk menanyakan penjelasan lebih lanjut
- o Menjadi "ahli" terhadap isu medis sendiri
- o Memiliki keluarga atau kerabat yang menemani di rumah sakit
- o Mencari opini lain (*second opinion*)
- o Mengedukasi tenaga medis tentang kondisi dan kebutuhannya sendiri (sebelum dan setelah operasi pembedahan)

Adanya kesalahan medis melemahkan kepercayaan pasien terhadap tenaga medis yang melayaninya. Penerimaan tanggungjawab oleh tenaga medis dapat menjembatani jarak dengan pasien dan akan membangun ulang kepercayaan yang hilang. Ketika dialog dilakukan, detil mengenai keadaan sebelum terjadinya kesalahan medis dapat dipelajari, sehingga dapat terhindar dari kesalahan serupa. Diskusi terbuka dapat menenangkan pasien bahwa tenaga medis yang melayani, menganggap serius masalah medis mereka, dan akan mengambil langkah-langkah untuk membuat masa perawatan mereka menjadi lebih aman.

Jika tidak membahas kesalahan dengan pasien dan keluarga, kecemasan, rasa frustrasi dan kemarahan mereka akan meningkat, sehingga bisa mengganggu pemulihan. Selain itu, kemarahan juga dapat berujung kepada tuntutan malpraktek.

Komunitas medis harus lebih waspada agar dapat mengurangi kesalahan. Tentu, kesalahan medis harus dicegah semaksimal mungkin dengan cara yang manusiawi; mengabaikannya hanya akan mengarah pada pengulangan kesalahan tersebut. Kebijakan insititusional harus mendukung dan mendorong profesional kesehatan untuk mengungkapkan adanya kejadian yang tidak diharapkan (KTD) atau *adverse events*. Keterbukaan dan kejujuran yang meningkat setelah KTD dapat meningkatkan hubungan tenaga medis dan pasien. Terdapat beberapa langkah pencegahan penting yang dapat diterapkan oleh setiap institusi dan kantor medis. Mendidik pasien dan pelaku rawatnya tentang kondisi pasien dan rencana perawatan merupakan hal yang paling penting. Profesional kesehatan kemudian dapat melindungi dan mencegah kesalahan ketika mereka melihat adanya penyimpangan dari terapi yang telah direncanakan sebelumnya.

Langkah-langkah di bawah ini dapat dilakukan oleh lembaga medis untuk mencegah kesalahan:

- Mengimplementasi pelatihan medis yang baik dan seragam
- Patuh terhadap standar pelayanan yang telah ditetapkan
- Melakukan tinjau ulang terhadap rekam medis secara rutin untuk mendeteksi dan mengkoreksi kesalahan medis
- Hanya mempekerjakan staf medis dengan pendidikan yang baik dan telah terlatih
- Memberi nasihat, teguran, dan mengedukasi anggota staf yang membuat kesalahan, dan memberhentikan anggota yang terus membuat kesalahan
- Mengembangkan dan mengikuti dengan seksama algoritma, membuat protokol dan ceklist *bedside* untuk semua intervensi yang dilakukan
- Meningkatkan supervisi dan komunikasi di antara seluruh tenaga medis
- Melakukan investigasi terhadap semua kesalahan dan mengambil keputusan untuk mencegahnya
- Mengedukasi dan memberi informasi kepada pasien dan pelaku rawat mereka tentang kondisi dan rencana perawatan pasien

- Meminta seorang anggota keluarga atau kerabat pasien agar bersedia menjadi advokat untuk memastikan pengobatan yang sepantasnya
- Merespon keluhan pasien dan keluarganya, mengakui tanggung jawab di saat yang tepat, mendiskusikan hal ini dengan keluarga dan staffdan mengambil keputusan untuk pencegahan kesalahan.

BAB 13: UPAYA PENCEGAHAN: *FOLLOW-UP*, MENGHINDARI MEROKOK, DAN VAKSINASI

Upaya pencegahan medis dan gigi sangat penting untuk pasien kanker. Banyak individu dengan kanker menghiraukan masalah medis lainnya yang juga penting, dan hanya fokus kepada masalah kanker mereka. Menghiraukan masalah medis lainnya dapat mengarahkan pasien kepada konsekuensi yang serius yang dapat mempengaruhi kondisi dan usia pasien.

Tindakan pencegahan yang paling penting untuk pasien yang menjalani laringektomi dan pasien kanker kepala dan leher meliputi:
- Perawatan gigi yang baik
- Pemeriksaan rutin oleh dokter keluarga
- *follow-up* rutin oleh dokter spesialis THT
- Vaksinasi yang sesuai
- Berhenti merokok
- Menggunakan teknik yang sesuai (mis. Menggunakan air steril untuk irigasi stoma)
- Menjaga nutrisi adekuat

Follow-up gigi rutin dan upaya perawatan gigi didiskusikan di Bab 14.
Penggunaan teknik yang sesuai untuk perawatan stoma dibahas di Bab 8.
Nutrisi adekuat dibahas di Bab 11.

Follow-up oleh dokter keluarga, dokter spesialis ilmu penyakit dalam, dan dokter spesialis lainnya

Follow-up oleh dokter spesialis secara terus menerus sangatlah penting, termasuk oleh ahli THT, ahli onkologi radiasi (bagi yang mendapat terapi radiasi), dan ahli onkologi (bagi yang menerima kemoterapi). Seiring berjalannya waktu sejak diagnosis pertama, kemudian perawatan dan operasi, *follow-up* menjadi lebih jarang. Sebagian besar spesialis THT merekomendasikan pemeriksaan *follow-up* setiap bulannya pada tahun pertama setelah diagnosis dan atau pembedahan dan semakin jarang setelahnya, yang bergantung pada kondisi pasien. Pasien harus didorong untuk mengontak dokter kapanpun jika terdapat gejala baru.

Pemeriksaan rutin memastikan bahwa perubahan kondisi kesehatan akan tercatat, dan jika terdapat masalah baru, maka akan lebih mudah tertangani. Para klinisi akan melakukan pemeriksaan secara hati-hati untuk mendeteksi adanya kanker yang rekuren. Hal ini meliputi pemeriksaan umum seluruh tubuh dan pemeriksaan spesifik pada leher, tenggorokan, dan stoma. Pemeriksaan saluran napas atas sebaiknya dilakukan dengan endoskopi atau pemeriksaan indirek dengan kaca kecil bergagang panjang untuk memeriksa adanya area abnormal. Pemeriksaan radiologis atau pemeriksaan lainnya dapat dilakukan jika perlu.

Hal penting lainnya adalah *follow-up* oleh ahli penyakit dalam atau dokter keluarga, juga dengan dokter gigi, untuk membahas masalah medis lainnya dan masalah gigi.

Vaksinasi influenza

Vaksi influenza merupakan hal penting bagi pasien yang telah menjalani laringektomi, berapapun usianya. Tidak mudah untuk menangani influenza, maka vaksinasi merupakan upaya pencegahan yang penting.

Terdapat dua tipe vaksin influenza: tipe suntik yang cukup untuk semua usia dan tipe hirup (virus hidup) yang hanya dapat diberikan kepada pasien dibawah usia 50 tahun yang tidak imunokompromais.

Di Amerika Serikat, vaksin tersedia dalam:

1. *Flu shot* atau suntikan flu – vaksin virus yang mati diberikan melalui jarum suntik yang disuntikkan di bagian lengan. Vaksin ini diberikan kepada individu berusia di atas enam bulan, termasuk individu sehat dan juga yang memiliki masalah kesehatan kronis.

2. Vaksin semprot hidung – vaksin dengan virus hidup yang dilemahkan, yang tidak menyebabkan flu (terkadang disebut *"live attenuated influenza vaccine"* (LAIV) atau FluMist). Vaksin ini diperuntukkan kepada individu sehat dalam rentang usia 2-49 tahun (kecuali wanita hamil).

Vaksin influenza terbaru terus dipersiapkan setiap musimnya. Meskipun strain virus influenza yang akan menjangkit tidak dapat dipastikan, namun dapat diperkirakan bahwa strain virus yang menyebabkan influenza di bagian dunia lain, merupakan strain virus yang akan menyerang Amerika Serikat. Alangkah baiknya jika seseorang melakukan konsultasi dulu dengan dokter sebelum menerima vaksinasi, untuk memastikan tidak ada alasan yang membuat seseorang tidak dapat menerima vaksin tersebut (seperti alergi telur).

Cara terbaik untuk mendiagnosis Influenza adalah dengan tes cepat sekret hidung menggunakan salah satu alat diagnostik. Pasien yang menjalani laringektomi tidak memiliki hubungan antara hidung dan paru-paru, sehingga sebaiknya sekret hidung juga diperiksa selain sputum trakea (menggunakan alat yang telah disetujui untuk memeriksa sputum). Informasi tentang tes-tes ini bisa ditemukan di situs web Center of Disease Control (http://www.cdc.gov/flu/professionals/diagnosis/rapidlab.htm). Salah satu "keuntungan" sebagai pasien yang menjalani laringektomi adalah jarang mengalami infeksi saluran napas. Hal ini dikarenakan virus yang sering menyebabkan "flu" biasanya menyerang hidung dan tenggorok dahulu sebelum berjalan ke bagian tubuh yang lain, termasuk paru-paru. Karena pasien yang menjalani laringektomi tidak bernapas melalui hidung, maka virus-virus tersebut lebih jarang menyerang.

Namun daripada itu, tetap penting untuk menerima vaksin virus influenza setiap tahunnya bagi pasien yang menjalani laringektomi. Menggunakan perangkat penukar panas dan kelembapan (Heat and Moisture Exchanger (HME)) untuk menyaring udara yang terhirup ke dalam paru-paru juga penting, serta untuk mencuci tangan dengan baik sebelum menyentuh stoma atau sebelum makan. Salah satu perangkat HME, Atos (Provox) Micron HME, dengan penyaring elektrostatis, didesain untuk menyaring patogen potensial dan mengurangi kerentanan terhadap infeksi pernapasan.

Virus influenza mampu menyebar melalui sentuhan terhadap benda-benda. Pasien yang menjalani laringektomi dengan prostesis suara dan perlu menekan HME untuk berbicara, mungkin lebih berisiko untuk mengenalkan virus langsung ke paru-paru mereka. Akan tetapi, mencuci tangan atau menggunakan pembersih kulit dapat mencegah penyebaran virus.

Vaksinasi terhadap bakteri Pneumokokus

Salah satu penyebab tersering Pneumonia adalah bakteri Pneumokokus. Oleh karena itu, sangat dianjutkan bagi pasien yang menjalani laringektomi dan pasien lain yang harus bernafas melalui lehernya, untuk mendapat vaksinasi pneumokokus. Di Amerika Serikat, terdapat dua tipe vaksin pneumokokus: vaksin pneumokokus konjugat (Prevnas 13 or PCV13) dan vaksin pneumokokus polisakarida (Pneumovax or PPV23).

Sebelum mendapat vaksinasi, pasien harus melakukan konsultasi terlebih dahulu dengan dokter.

Center for Disease Control menerbitkan pedoman vaksin di situs web:

http://www.cdc.gov/vaccines/

Menghindari rokok dan alkohol

Pasien kanker kepala dan leher harus menerima konseling tentang pentingnya berhenti merokok. Bukan hanya rokok yang merupakan risiko besar terhadap kanker kepala dan leher, konsumsi alkohol pun juga meningkatkan risiko tersebut. Merokok juga mempengaruhi prognosis pasien kanker. Pasien kanker laring yang tetap merokok dan mengkonsumsi alkohol memiliki kesempatan lebih kecil untuk sembuh, dan berisiko lebih besar untuk timbulnya tumor kedua. Ketika merokok masih dilanjutkan saat sebelum dan sesudah terapi radiasi, keparahan dan durasi reaksi mukosa meningkat, membuat mulut lebih kering (xerostomia), dan membahayakan *outcome* pasien.

Rokok tembakau dan konsumsi alkohol juga mengurangi efektivitas pengobatan kanker laring. Pasien yang berlanjut merokok ketika sedang menerima terapi radiasi memiliki tingkat kelangsungan hidup jangka panjang yang lebih rendah dibandingkan dengan pasien yang tidak merokok.

BAB 14: MASALAH GIGI DAN TERAPI OK SIGEN HIPERBARIK

Masalah gigi dapat menjadi tantangan bagi laringektomi, terutama karena efek jangka panjang dari terapi radiasi. Perawatan kebersihan gigi yang baik dapat mencegah banyak masalah.

Masalah Gigi

Masalah gigi sering terjadi setelah pajanan kepala dan leher terhadap terapi radiasi. Pengaruh radiasi meliputi:

- Mengurangi suplai darah ke tulang maksila dan mandibula.
- Mengurangi produksi dan perubahan komposisi kimia air liur.
- Merubah bakteri yang mengkolonisasi mulut.

Dikarenakan perubahan ini, karies gigi, rasa sakit, dan gusi dan peradangan periodontal dapat menjadi suatu masalah.

Hal ini dapat dicegah dengan perawatan mulut dan gigi yang baik, yaitu dengan membersihkan, mengkumur / membilas, dan menggunakan pasta gigi mengandung *flouride* setelah makan jika memungkinkan. Menggunakan sediaan *flouride* khusus untuk berkumur dapat membantu mencegah perawatan gigi bolong. Menjaga terhidrasi dengan baik dan dengan menggunakan air liur juga penting.

Disarankan sebelum pasien mendapat radiasi terapi dari THT untuk di konsulkan ke dokter gigi untuk pemeriksaan mulur dalam beberapa minggu selama perawatan dan diperiksa rutin. Memeriksakan kebersihan gigi dan mulut juga penting.

Karena perawatan radiasi akan menghantarkan suplai darah.

Bilas dengan soda kue bilas setiap hari. Memanggang soda membantu menetralkan mulut. Bilas terbuat dari satu sendok teh soda kue yang ditambahkan ke 12 ons. air. e baking soda bilas dapat digunakan sepanjang hari. Dianjurkan agar pasien yang menerima terapi radiasi ke kepala dan leher mengunjungi dokter gigi mereka untuk pemeriksaan oral menyeluruh beberapa minggu sebelum memulai pengobatan dan diperiksa secara tahunan atau setengah tahunan sepanjang hidup. Melakukan pembersihan gigi secara teratur juga penting. flouride tersedia secara komersial dan juga dibuat khusus oleh dokter gigi. diaplikasikan pada gigi selama sepuluh menit. tidak membilas, minum, atau makan selama tiga puluh menit setelah pemakaian.

Karena pengobatan radiasi mengubah suplai darah ke tulang-tulang rahang atas dan rahang bawah pasien mungkin berisiko terkena nekrosis tulang (osteoradionecrosis) di tempat-tempat tersebut. Ekstraksi gigi dan penyakit gigi di daerah iradiasi dapat menyebabkan perkembangan osteoradionekrosis. Pasien harus memberi tahu dokter gigi tentang perawatan radiasi mereka sebelum prosedur ini.

Osteoradionekrosis dapat dicegah dengan pemberian serangkaian terapi oksigen hiperbarik (lihat di bawah) sebelum dan sesudah ekstraksi atau pembedahan gigi ini dianjurkan jika gigi yang terlibat di area yang terpapar radiasi dosis tinggi. Berkonsultasi dengan ahli onkologi radiasi yang memberikan perawatan radiasi dapat membantu menentukan apakah ini perlu atau tidak.

Dental profilaksis dapat dikurangi resiko untuk menjadi nekrosis tulang. Perawatan fluoride khusus bias membantu mencegah terjadinya efek tersebut, selama dengan penyikatan gigi, dental floss (benang gigi) dan merawat gigi dengan keadaan bersih setiap harinya.

Perawatan rumah secara rutin yg direkomendasikan:

- Flossing setiap gigi dan sikat dengan pasta gigi setelah makan.
- Sikat lidah dengan sikat pembersih atau dengan bulu sikat yang lembut pada sikat gigi.
- Bilas / cuci dengan baking soda setiap hari . baking soda dapat membantu menetralisir mulut. Cairan pembilas terbuat darri 1 sendok the baking soda dengan 12 oz Air .bilasan baking soda ini dapat digunakan secara menerus.
- Menggunakan fluoride di fluoride gigi berkaries 1 x sehari . ini bias di dapatkan di took terdekat atau dibeli secara custom oleh dokter gigi. Mereka mengaplikasikan pada gigi selama 10 menit. Tidak boleh di bilas, di minum atau makan dalam 30 menit setelah penggunaan fluoride.

Reux asam lambung juga sangat umum dilakukan pada operasi kepala dan leher, terutama pada individu yang telah menjalani laringektomi parsial atau lengkap (lihat Gejala dan pengobatan reux asam lambung, halaman 89). Hal ini juga dapat menyebabkan erosi gigi (terutama rahang bawah) dan, gigi copot.

Efek samping ini dapat di kurangi dengan:

- Memakai pengobatan asam lambung.
- Makan dan minum dalam porsi kecil.
- Tidak berbaring setelah makan.
- Ketika berbaring, elevasi kan kepala 45 derajat dengan bantal.

Terapi oksigen Hiperbarik (HBO)

Melibatkan menghirup oksigen murni di ruang bertekanan. Terapi HBO adalah pengobatan mapan untuk penyakit dekompresi (bahaya scuba diving) dan dapat digunakan untuk mencegah osteoradionekrosis.

HBO digunakan untuk mengobati berbagai kondisi medis termasuk gelembung udara di pembuluh darah (emboli gas arteri), dekompresi penyakit, keracunan karbon monoksida, luka yang tidak akan sembuh, gangren, infeksi kulit atau tulang yang menyebabkan kematian jaringan (seperti osteoradionecrosis), cedera radiasi, luka bakar, cangkok kulit atau flap kulit berisiko kematian jaringan, dan anemia berat.

Di ruang terapi HBO, tekanan udara dinaikkan hingga tiga kali lebih tinggi dari tekanan udara normal. Dalam kondisi ini, paru-paru dapat mengumpulkan lebih banyak oksigen daripada yang mungkin saat bernafas oksigen murni pada tekanan udara normal.

Darah membawa oksigen ini ke seluruh tubuh, merangsang pelepasan bahan kimia yang disebut "faktor pertumbuhan" dan sel induk yang mempromosikan penyembuhan. Ketika jaringan terluka, bahkan membutuhkan lebih banyak oksigen untuk bertahan hidup.

Terapi HBO meningkatkan jumlah oksigen dalam darah dan bisa mengembalikan sementara tingkat normal gas darah dan fungsi jaringan. Ini mempromosikan penyembuhan dan kemampuan jaringan untuk melawan infeksi.

Terapi HBO umumnya aman dan komplikasinya jarang terjadi. Ini dapat termasuk: rabun jauh sementara (miopia), telinga tengah dan cedera telinga bagian dalam (termasuk cairan bocor dan pecahnya gendang telinga akibat peningkatan tekanan udara), kerusakan organ yang disebabkan oleh perubahan tekanan udara (Barotrauma), dan kejang akibat toksisitas oksigen.

Oksigen murni dapat menyebabkan kebakaran jika ada sumber penyulutan, seperti percikan api. Karena itu dilarang membawa barang yang bisa terbakar api (mis., pemantik api atau perangkat bertenaga baterai) ke dalam terapi HBO kamar.

Terapi HBO dapat dilakukan sebagai prosedur rawat jalan dan tidak memerlukan rawat inap. Pasien yang dirawat di rumah sakit mungkin perlu diangkut ke dan dari tempat terapi HBO jika itu adalah fasilitas luar.

Perawatan dapat dilakukan dalam satu dari dua pengaturan:

- Unit yang dirancang untuk satu orang dalam satu individu (monoplace) unit, sementara pasien berbaring di atas meja ke dalam tabung plastik bening.
- Sebuah ruangan yang dirancang untuk menampung beberapa orang di ruang HBO multipersoner di mana pasien dapat duduk atau berbaring dan memakai masker oksigen untuk mensuplai oksigen.

Selama terapi HBO , peningkatan tekanan udara dapat membuat rasa penuh sementara di telinga / kedap – sama dengan didalam keadaan pesawat di jarak yang tinggi-dimana dapat diatasi dengan menguap.

Sesi terapi biasa berlangsung 1 sampai 2 jam . petugas medis memonitor pasien dalam setiap sesi. Selama terapi pasien akan merasakan kepala ringan dalam beberapa menit .

Untuk lebih efektif, HBO terapi membutuhkan lebih dari satu sesi. Dimana sesi sesi itu tergantung dari kondisi kesehatan pasien masing masing. Di beberapa keadaan , seperti keracunan karbon monoksida.dapat dilakukan 3 kali visit. Dimana osterodianekrosis atau luka yang tidak bisa sembuh akan membutuhkan 25 – 30 kali perawatan.

Terapi HBO sendiri dapat secara efektif mengobati penyakit dekompresi, emboli gas arteri dan keracunan karbon monoksida yang parah. Untuk secara efektif mengobati kondisi lain, HBO digunakan sebagai bagian dari rencana perawatan komprehensif dan diberikan bersamaan dengan terapi tambahan dan obat-obatan yang dibutuhkan oleh seseorang.

BAB 15: MASALAH PSIKOLOGIS: DEPRESI, BUNUH DIRI, KETIDAKPASTIAN, BERBAGI DIAGNOSIS, PEMBERI PERAWATAN DAN SUMBER DUKUNGAN

Pejuang kanker kepala dan leher, termasuk laringektomi menghadapi banyak tantangan psikologis, sosial dan pribadi. Ini terutama karena kanker kepala dan leher dan perawatannya mempengaruhi beberapa fungsi manusia yang paling mendasar - bernafas, makan, komunikasi, dan interaksi sosial. Memahami dan menangani masalah-masalah ini tidak kalah pentingnya daripada berurusan dengan masalah medis.

Individu yang didiagnosis dengan kanker mengalami banyak perasaan dan emosi yang dapat berubah dari hari ke hari, jam ke jam, atau bahkan menit ke menit dan dapat menghasilkan beban psikologis yang berat.

Beberapa perasaan ini termasuk :

- Penolakan
- Amarah
- Ketakutan
- Stress
- Cemas
- Depresi
- Kesedihan
- Perasaan bersalah
- Merasa Sendiri

Beberapa penyulit mengatasi depresi psikologis dari laringektomi meliputi:

- Depresi
- Cemat atau takut

- Menyendiri
- Tantangan sosial
- Rasa takut akan kambuh sendiri
- Tidak tertarik bergaul dengan keluarga atau teman-teman.
- Tidak tertarik pada hobi dan aktivitas yang biasa dinikmati.
- Hilang nafsu makan, atau tidak tertarik pada makanan.
- Masalah tidur, tidur terlalu banyak atau terlalu sedikit.

Banyak penderita kanker merasa sedih atau tertekan. Ini adalah respons normal terhadap penyakit serius. Depresi adalah salah satu masalah paling sulit yang dihadapi oleh pasien yang didiagnosis menderita kanker. Namun, stigma sosial yang terkait dengan mengakui depresi membuatnya sulit untuk menjangkau dan mencari terapi. Beberapa tanda-tanda depresi termasuk:

- Banyak yang harus bunuh diri, termasuk membuat rencana atau mengambil tindakan untuk membunuh diri sendiri, serta sering memikirkan kematian dan kematian.

Tantangan hidup sebagai seorang laringektomi dalam bayangan kanker berarti semakin sulit untuk menghadapi depresi. Ketidakmampuan untuk berbicara, atau bahkan sulit berbicara, membuat lebih sulit untuk mengekspresikan emosi dan dapat menyebabkan isolasi. Perawatan bedah tidak cukup memadai untuk menangani masalah-masalah seperti itu; lebih banyak penekanan harus diberikan pada kesejahteraan mental yang dilakukan laringektomi.

Mengatasi depresi sangat penting, bukan hanya untuk kesejahteraan pasien, tetapi juga dapat memfasilitasi pemulihan, meningkatkan kesempatan seseorang untuk bertahan hidup lebih lama dan penyembuhan terbaik. Ada bukti ilmiah yang berkembang tentang hubungan antara pikiran dan tubuh.

Meskipun banyak dari koneksi ini belum dipahami, itu baik-baik saja diakui bahwa individu-individu yang termotivasi untuk menjadi lebih baik dan menunjukkan sikap positif pulih lebih cepat dari penyakit serius, hidup lebih lama, dan terkadang selamat dari peluang yang sangat besar. Memang, telah ditunjukkan hal ini efek dapat dimediasi oleh perubahan respons imun seluler dan penurunan aktivitas sel pembunuh alami.

Tentu saja ada banyak alasan untuk merasa tertekan setelah belajar diagnosis kanker seseorang dan hidup dengannya. Ini adalah penyakit yang menghancurkan bagi pasien dan keluarga mereka, terlebih lagi karena obat belum menemukan obat untuk sebagian besar jenis kanker. Pada saat penyakitnya sudah telah ditemukan, sudah terlambat untuk pencegahan dan, jika kankernya sudah ditemukan pada tahap lanjut, risiko penyebaran tinggi dan kemungkinan kesembuhan total menurun secara signifikan.

Banyak emosi mengalir dalam pikiran pasien setelah belajar kabar buruk. "Kenapa aku?" dan "Apakah itu benar?" Depresi adalah bagian dari mekanisme normal dalam mengatasi kesulitan. Kebanyakan orang melaluinya beberapa tahapan dalam mengatasi situasi baru yang sulit seperti menjadi seorang laringektomi. Pada awalnya seseorang mengalami penyangkalan dan isolasi, dari pada kemarahan, diikuti oleh depresi, dan akhirnya, ada penerimaan.

Beberapa orang "terjebak" pada tahap tertentu seperti depresi atau marah. Penting untuk melanjutkan dan mencapai tahap akhir penerimaan dan harapan. Inilah sebabnya mengapa bantuan profesional serta pemahaman dan bantuan oleh keluarga dan teman sangat penting.

Pasien harus menghadapi kematian tertinggi mereka, terkadang untuk pertama kali dalam hidup mereka. Mereka terpaksa berurusan dengan penyakit dan konsekuensi langsung dan jangka panjangnya. Secara paradoks, perasaan depresi setelah mengetahui tentang diagnosis memungkinkan pasien untuk terimalah kenyataan baru. Tidak peduli lagi membuat hidup lebih mudah dengan masa depan yang tidak pasti. Namun, sambil berpikir bahwa "Aku tidak peduli lagi" mungkin membuatnya lebih mudah sementara, mekanisme penyesuaian semacam itu dapat mengganggu dengan mencari perawatan yang sesuai dan dapat menyebabkan penurunan yang cepat pada kualitas hidup seseorang.

Mengatasi Depresi

Semoga seorang pasien dapat menemukan kekuatan untuk melawan depresi. Segera setelah laringektomi, individu mungkin kewalahan dalam hal tugas dan realitas harian baru. Mereka sering mengalami masa berkabung atas banyak kerugian yang dialami oleh mereka, yang termasuk suara mereka dan keadaan utama masalah kesehatan. Mereka juga harus menerima banyak defisit permanen termasuk tidak bisa berbicara "secara normal". Beberapa mungkin merasa bahwa mereka punya pilihan antara menyerah pada depresi yang merayap atau menjadi proaktif dan kembali hidup. Keinginan untuk menjadi lebih baik dan mengatasi cacat bisa menjadi kekuatan pendorong untuk membalikkan tren menurun. Depresi dapat berulang; membutuhkan perjuangan terus menerus untuk mengatasinya.

Beberapa cara pasien laringektomi dan kanker kepala dan leher dapat mengatasi depresi termasuk:

- Hindari penyalahgunaan narkoba
- Mencari bantuan
- Kecuali penyebab medis (mis., Hipotiroidisme, efek samping dari pengobatan)
- Bertekad untuk menjadi proaktif
- Minimalkan stres
- Berikan contoh untuk orang lain
- Kembali ke aktivitas sebelumnya
- Pertimbangkan obat antidepresan
- Mencari dukungan dari keluarga, teman, profesional, kolega,
- sesama laryngectomees, dan kelompok pendukung
- Ini adalah beberapa cara untuk memperbarui semangat seseorang:
- Mengembangkan kegiatan rekreasi
- Bangun hubungan pribadi
- Tetap bugar dan aktif secara fisik
- Reintegrasi sosial dengan keluarga dan teman
- Relawan
- Temukan proyek yang bertujuan
- Istirahat

Dukungan oleh anggota keluarga dan teman sangat penting. Keterlibatan dan kontribusi berkelanjutan untuk kehidupan orang lain dapat terjadi dan membahagiakan. Seseorang dapat menarik kekuatan dari menikmati, berinteraksi dan berdampak pada kehidupan anak-anak dan cucu-cucu mereka. Pengaturan sebuah contoh untuk anak-anak dan cucu seseorang untuk tidak menyerah dalam menghadapi kesulitan dapat menjadi kekuatan pendorong untuk menjadi proaktif dan melawan depresi.

Terlibat dalam kegiatan yang disukai sebelum operasi bisa memberikan tujuan hidup yang berkelanjutan. Berpartisipasi dalam kegiatan PT klub laringektomi lokal dapat menjadi sumber baru dukungan, saran dan persahabatan.

Mencari bantuan profesional kesehatan mental seperti sosial pekerja, psikolog atau psikiater juga dapat membantu. Memiliki kepedulian dan dokter yang kompeten dan ahli patologi bicara dan bahasa yang dapat memberikan tindak lanjut yang berkelanjutan sangat penting. Keterlibatan mereka dapat membantu pasien menangani masalah medis dan bicara yang muncul dan dapat berkontribusi pada rasa kesejahteraan mereka.

Bunuh Diri di Antara Pasien Kanker Kepala dan Leher

Tingkat bunuh diri pada pasien kanker adalah dua kali lipat dari yang umum populasi menurut penelitian terbaru. Studi-studi ini jelas menunjukkan untuk kebutuhan mendesak untuk mengenali dan mengobati masalah kejiwaan seperti depresi dan ide bunuh diri pada pasien.

Sebagian besar penelitian telah menemukan insiden tinggi dari suasana hati yang alami gangguan depresi yang terkait dengan bunuh diri di antara pasien kanker. Sebagai tambahan untuk gangguan depresi mayor dan minor, ada juga angka yang tinggi depresi yang kurang parah pada pasien kanker lansia yang kadang-kadang tidak diakui dan sering diatasi. Banyak penelitian telah menunjukkan bahwa sekitar setengah dari semua kasus bunuh diri di antara orang-orang dengan kanker, utama karena depresi. Faktor kontribusi penting lainnya termasuk kecemasan, gangguan afektif, nyeri, kurangnya sistem dukungan sosial, dan demoralisasi.

Peningkatan relatif dalam risiko bunuh diri adalah yang tertinggi dalam lima tahun pertama setelah diagnosis kanker dan menurun secara bertahap setelah itu. Namun demikian risiko tetap meningkat selama lima belas tahun setelah diagnosis kanker.

Lebih tinggi tingkat bunuh diri di antara pasien dengan kanker terkait dengan menjadi pria, putih, atau belum menikah. Di antara pria, tingkat bunuh diri yang lebih tinggi dicatat dengan bertambahnya usia saat diagnosis. Tingkat bunuh diri juga lebih tinggi pada pasien dengan penyakit lanjut saat didiagnosis.

Tingkat bunuh diri bervariasi berdasarkan jenis kanker: Tingkat tertinggi di antaranya pasien dengan kanker paru-paru dan bronkus, lambung, dan kepala dan leher, termasuk rongga mulut, faring, dan laring. Prevalensi tinggi depresi atau kesulitan ditemukan di antara pasien dengan jenis kanker. Tingginya tingkat depresi pada kanker kepala dan leher mungkin dijelaskan oleh pengaruh dahsyat penyakit pada kualitas kehidupan seseorang. Hal ini mempengaruhi penampilan dan fungsi-fungsi penting seperti berbicara, menelan, dan bernafas.

Menyaring pasien kanker untuk depresi, keputusasaan, kesusahan, rasa sakit yang parah, mengatasi masalah, dan keinginan bunuh diri adalah cara yang berguna untuk mengidentifikasi mereka yang berisiko. Konseling dan rujukan ke spesialis kesehatan mental bila perlu dapat mencegah bunuh diri pada pasien kanker yang berisiko. Pendekatan ini juga melibatkan berbicara dengan pasien dengan risiko tinggi bunuh diri (dan keluarga mereka) tentang mengurangi akses mereka menjadi yang terbanyak metode umum yang digunakan untuk bunuh diri.

Mengatasi Masa Depan yang Tidak Pasti

Setelah satu telah didiagnosis dengan kanker dan bahkan setelah berhasil pengobatan.ada ketakutan bahwa ia akan kembali. Beberapa orang hidup dengan menganggap ini akan selesai dan berakhir bahagia lebih baik dibandingkan orang yang tidak mempunyai pikiran tersebut.

Apa yang membuat sulit memprediksi masa depan adalah bahwa scan digunakan untuk mendeteksi kanker (positron emission tomography atau PET, tomografi computer atau CT, dan pencitraan resonansi magnetik atau MRI) pada umumnya hanya mendeteksi kanker yang lebih besar dari satu inci; dokter mungkin tidak melihat lesi kecil terletak di lokasi yang sulit divisualisasikan.

Karena itu, pasien harus menerima kenyataan bahwa kanker itu mungkin kambuh dan bahwa dengan melakukan pemeriksaan fisik dan kewaspadaan adalah cara terbaik memantau kondisi mereka.

Apa yang sering membantu dalam mengatasi gejala baru (kecuali jika itu mendesak) adalah menunggu beberapa hari sebelum mencari bantuan medis. Umumnya sebagian besar gejala baru akan hilang dalam waktu singkat. Kebanyakan orang belajar untuk tidak panik dan menggunakan pengalaman, akal sehat dan pengetahuan mereka untuk merasionalisasi dan memahami gejalanya.

Semoga, seiring waktu, seseorang menjadi lebih baik dalam mengatasi yang tidak pasti masa depan dan belajar untuk menerimanya dan hidup bersamanya, mencapai keseimbangan di antara keduanya ketakutan dan penerimaan.

Beberapa saran cara seseorang dapat mengatasi masa depan yang tidak pasti termasuk:

- Memisahkan diri dari penyakit
- Berfokus pada hal lain selain kanker
- Mengembangkan gaya hidup yang menghindari stres dan ketenangan batin
- Melanjutkan pemeriksaan kesehatan rutin

Berbagi Diagnosis dengan Orang Lain

Setelah didiagnosis menderita kanker, orang harus memutuskan untuk berbagi informasi dengan orang lain atau merahasiakannya. Individu dapat memilih untuk menjaga kerahasiaan informasi tersebut karena takut akan stigmatisasi, penolakan atau diskriminasi. Beberapa tidak ingin menunjukkan kerentanan dan kelemahan atau merasa bahwa mereka dikasihani oleh orang lain. Diakui atau tidak, orang sakit, terutama mereka yang berpotensi penyakit terminal, kurang mampu menjadi kompetitif di masyarakat dan seringkali sengaja atau tidak sengaja didiskriminasi, atau hanya karena mereka melakukannya tidak tahu harus berkata apa atau bagaimana harus bersikap.

Menyimpan diagnosis penyakit secara pribadi dapat menciptakan rasa menarik diri dari lingkungan ,emosional dan ketika seseorang menghadapi kenyataan ini tanpa dukungan / support. Beberapa mungkin berbagi diagnosis dengan beberapa anggota yg mereka percayai.

Bercerita informasi dengan keluarga dan teman akan lebih sulit dari sikap orang yg menyendiri. Cara terbaik adalah berkomunikasi satu dengan lainnya dan membiarkan mereka untuk saling berbicara dan mengekspresikaan perasaan mereka masing masing.

Mengikuti pembedahan dan khususnya setelah laringektomi, sudah tidak bisa lagi disembunyikan dalam diagnosis kepada keluarga dan temannya. Dengan saling terbuka kepada keluarga dan orang terdekat akan menciptakan perasaan yang kuat bagi pasien yg menderita penyakit ini sehingga mereka tidak malu dan tidak lemah melawan penyakit ini.

Pasien Laringektomi adalah sekelompok kecil di antara penderita kanker. Namun mereka berada dalam posisi yang unik karena diagnosa mereka di leher mereka dan melalui suara mereka. Mereka tidak bisa menyembunyikan fakta bahwa mereka bernafas melalui stoma mereka dan berbicara dengan lemah dan kadang-kadang mekanis suara. Padahal kesintasan mereka merupakan bukti bahwa produktif dan hidup yang bermakna adalah mungkin bahkan setelah didiagnosis menderita kanker.

Merawat Orang yang Dicintai pada Pengidap Kanker

Menjadi pengasuh untuk orang yang dicintai dengan penyakit serius seperti kanker kepala leher sangat sulit dan dapat memberikan beban secara fisik dan emosional berat. Sangat sulit menyaksikan orang tersebut menderita, terutama jika ada sedikit yang bisa mereka lakukan untuk membalikkan penyakit.

Sadarilah pentingnya apa yang mereka lakukan bahkan ketika mereka tidak mendapat atau sedikit penghargaan. Pengasuh sering takut akan potensi kematian orang yang mereka cintai dan hidup tanpa mereka. Ini bisa sangat memicu kecemasan dan depresi.

Beberapa mengatasinya dengan menolak untuk menerima diagnosis kanker dan percaya bahwa penyakit orang yang mereka cintai kurang serius. Pengasuh sering mengorbankan kesejahteraan dan kebutuhan mereka sendiri demi mengakomodasi orang-orang yang mereka sayangi. Mereka sering harus melakukannya dengan tenang, meskipun ketakutan terhadap orang yang mereka cintai dan mendukung mereka meskipun sering kali menjadi target kemarahan, frustrasi dan kecemasan. Frustrasi ini mungkin berlebihan pada mereka yang menderita kanker kepala dan leher yang sering kesulitan mengekspresikan diri secara verbal.

Pengasuh sering menekan perasaan mereka sendiri dan menyembunyikan emosi mereka sendiri untuk mencegah mengecewakan orang sakit. Ini sangat melelahkan dan sulit.

Keadaan ini berguna bagi pasien dan pengasuh mereka untuk secara terbuka dan jujur berbicara satu sama lain membagikan perasaan, kekhawatiran, dan aspirasi mereka. Ini mungkin menjadi lebih menantang bagi mereka yang kesulitan berbicara. Pertemuan bersama penyedia layanan kesehatan memungkinkan komunikasi yang lebih baik dan memfasilitasi pengambilan keputusan bersama.

Sayangnya, kesejahteraan pengasuh sering kali diabaikan karena semua perhatian difokuskan pada individu yang sakit. Sangat penting, bagaimanapun, bahwa kebutuhan pengasuh tidak diabaikan. Menerima fisik dan dukungan emosional melalui teman, keluarga, kelompok pendukung, dan mental profesional kesehatan dapat sangat membantu psikis pengasuh. Profesional konseling dapat berdasarkan individu atau kelompok pendukung, atau bersama anggota keluarga lain dan / atau pasien.

Pengasuh harus menemukan waktu bagi diri mereka sendiri untuk "mengisi ulang" baterai mereka sendiri. Memiliki waktu yang didedikasikan untuk kebutuhan mereka sendiri dapat membantu pengasuh terus menjadi sumber dukungan dan kekuatan untuk orang yang mereka cintai. Ada organisasi yang tersedia untuk bantuan dengan perawatan tangguh.

Sumber Dukungan Sosial dan Emosional

Belajar bahwa seseorang memiliki kanker laring atau kanker kepala dan leher mengubah kehidupan individu dan kehidupan orang-orang yang dekat dengannya. perubahan bisa sulit ditangani. Mencari bantuan untuk mengatasi dampak psikologis dan sosial dari diagnosis sangat penting.

Beban emosional termasuk kekhawatiran tentang perawatan, pengobatan, efek samping, tinggal di rumah sakit, dan dampak ekonomi dari penyakit tersebut termasuk cara menangani tagihan medis. Kekhawatiran tambahan adalah diarahkan untuk merawat keluarga seseorang, menjaga pekerjaannya, dan melanjutkan kegiatan sehari-hari.

Menjangkau pasien laringektomi lainnya dan kelompok pendukung kanker kepala dan leher dapat membantu. Kunjungan rumah sakit dan rumah oleh sesama korban dapat memberikan dukungan dan saran dan dapat memfasilitasi pemulihan.

Rekan laringektomi dan penyintas kanker kepala dan leher sering dapat memberikan panduan dan memberikan contoh untuk pemulihan yang berhasil dan kemampuan untuk kembali ke kehidupan yang penuh dan bermanfaat.

Sumber untuk dukungan meliputi:

- Anggota tim perawatan kesehatan (dokter, perawat, dan ahli patologi bicara dan bahasa) dapat menjawab dan mengklarifikasi pertanyaan tentang perawatan, pekerjaan, atau kegiatan lainnya.

- Pekerja sosial, konselor, atau anggota membantu jika seseorang ingin berbagi perasaan atau kekhawatiran seseorang.

- Pekerja sosial dapat menyarankan sumber daya untuk bantuan keuangan, transportasi, perawatan di rumah, dan dukungan emosional.

- Kelompok pendukung untuk laringektomi dan individu lain dengan kanker kepala dan leher, dapat berbagi dengan pasien dan keluarga mereka anggota apa yang telah mereka pelajari tentang mengatasi kanker.

Grup dapat menawarkan dukungan secara langsung, melalui telepon, atau aktif internet. Anggota tim perawatan kesehatan mungkin bisa membantu dalam menemukan kelompok pendukung.

Situs web International Association of laringektomi menyediakan daftar klub laryngectomee lokal di AS dan internasional di http://www.theial.com/ial/

Daftar lengkap sumber daya potensial dan kelompok pendukung dapat ditemukan di Addendum .

Beberapa "Manfaat" Menjadi Seorang Laringektomi

Ada juga beberapa "manfaat" menjadi seorang laringektomi, termasuk:
- Tidak lagi mendengkur
- Alasan tidak memakai dasi
- Tidak berbau bau menyengat atau menjengkelkan
- Mengalami pilek lebih sedikit
- Risiko rendah aspirasi ke paru-paru
- Lebih mudah diintubasi melalui stoma dalam keadaan darurat.

BAB 16: PENGGUNAAN CT, MRI, DAN PET *SCAN* DALAM DIAGNOSIS DAN *FOLLOW-UP* KANKER

CT, MRI, serta PET *scan* merupakan prosedur pencitraan medis non-invasif yang memperlihatkan struktur tubuh internal. Alat-alat ini juga digunakan untuk mendeteksi keganasan dan untuk *follow-up* progresi serta respon terhadap terapi.

MRI dapat digunakan untuk diagnosis kanker, stadium, serta rencana terapi. Komponen utama sebagian besar sistem MRI adalah magnet besar berbentuk silindris atau tabung. Teknologi ini menggunakan gelombang radiofrekuensi non-ion, magnet kuat, dan computer, yang menghasilkan gambaran potong lintang yang detil, dari dalam tubuh. Pada kasus tertentu, pewarnaan dengan kontras digunakan untuk mengiluminasi struktur tertentu di dalam tubuh. Pewarna-pewarna ini disuntikkan langsung ke dalam darah dengan jarum dan spuit, atau bisa juga ditelan, tergantung bagian tubuh mana yang akan dilakukan pencitraan. Dengan MRI, sangat mungkin untuk membedakan antara jaringan normal dan jaringan yang sakit, dan secara pasti menunjukkan tumor di dalam tubuh. Alat ini juga berguna untuk mendeteksi metastasis.

Dibandingkan CT scan, MRI dapat menunjukkan gambaran lebih kontras antara jaringan lunak yang berbeda. Sehingga, MRI khususnya berguna untuk pencitraan otak, tulang belakang, jaringan ikat, otot, dan bagian dalam tulang. Untuk melakukan pencitraan, pasien berbaring di dalam perangkat besar yang menghasilkan medan magnet yang sejajar dengan magnetisasi dari inti atom di dalam tubuh.

Pemeriksaan MRI biasanya tidak sakit. Beberapa pasien melaporkan adanya perasaan cemas ringan hingga berat, dan/atau rasa gelisah selama prosedur. Sedasi ringan dapat digunakan sebelum pemeriksaan bagi pasien yang mengalami klaustrofobia atau sulit untuk berbaring dengan tenang. Mesin MRI mengeluarkan suara bising, keras, dan berdengung. Menggunakan penyumbat telinga dapat mengurangi efek bising tersebut.

CT merupakan prosedur pencitraan medis yang memanfaatkan X-ray yang diproses oleh komputer untuk membuat gambaran tomografi atau 'potongan' dari area spesifik tubuh seseorang. Gambaran potong lintang ini digunakan untuk tujuan diagnostik dan terapeutik di banyak disiplin medis. Pemrosesan geometri digital terkomputerisasi digunakan untuk membuat gambaran tiga dimensi dari bagian dalam tubuh atau organ, dari kumpulan gambar

X-ray dua dimensi yang diambil dari satu aksis rotasi. Pewarnaan kontras dapat digunakan untuk mewarnai bagian struktur tubuh tertentu.

PET *scan* adalah pencitraan medis nuklir yang membuat gambaran tiga dimensi atau gambar proses metabolik fungsional dari tubuh. Alat ini menggunakan zat radioaktif bernama *"tracer"* (petunjuk) yang dimasukkan melalui pembuluh vena untuk mencari suatu penyakit di dalam tubuh. *Tracer* ini berjalan melalui darah dan terkumpul di organ dan jaringan dengan aktivitas metabolik yang tinggi. PET *scan* tunggal dapat secara akurat menggambarkan fungsi selular dari suatu tubuh manusia secara keseluruhan.

PET *scan* tidak cukup spesifik, karena alat tersebut mendeteksi aktivitas metabolik karena sebab apapun, seperti keganasan, infeksi, dan inflamasi, sehingga tidak dapat membedakan di antaranya. Hal ini dapat menyebabkan interpretasi hasil yang samar dan dapat menyebabkan ketidakpastian, sehingga harus melakukan pemeriksaan lainnya yang sebenarnya tidak dibutuhkan. Selain menambah beban finansial, hal ini juga membuat cemas dan frustasi.

Penting disadari bahwa pemeriksaan-pemeriksaan tersebut di atas tidaklah sempurna, dan bisa melewatkan tumor kecil (lebih kecil dari satu inci). Pemeriksaan fisik yang lengkap harus tetap dilakukan diatas pencitraan apapun.

PET dan CT *scan* sering dilakukan bersamaan dalam satu sesi dan satu mesin. PET *scan* mendemonstrasikan fungsi biologis tubuh, sedangkan CT *scan* menyediakan informasi tentang lokasi dimana terjadinya aktivitas metabolik yang meningkat. Dengan menggabungkan kedua teknologi pencitraan ini, seorang dokter dapat dengan lebih akurat mendiagnosis dan mengidentifikasi keganasan.

Rekomendasi umum adalah, semakin lama waktu berlalu sejak operasi pengangkatan kanker, maka semakin sedikit PET/CT *scan* yang dilakukan. Secara umum, PET/CT dilakukan setiap tiga hingga enam bulan pada tahun pertama, kemudian setiap enam bulan pada tahun kedua, dan setahun sekali seumur hidup. Namun, rekomendasi ini tidak memiliki dasar studi, hanya berdasarkan opini dan konsensus kumpulan spesialis. Pencitraan dapat lebih banyak dilakukan jika terdapat temuan yang mencurigakan atau mengkhawatirkan. Akan tetapi, ketika menjadwalkan PET atau CT *scan*, sebaiknya menimbang antara keuntungan pencitraan tersebut serta kerugian yang bisa didapatkan dari paparan radiasi ion dan atau *X-rays*.

Terkadang dokter tidak membutuhkan PT *scan* dan hanya meminta CT untuk area tertentu. CT seperti hal tersebut lebih presisi dibandingkan dengan kombinasi PET/CT. Pada CT pun dapat memasukkan materi kontras untuk membantu dalam mendiagnosis masalah. Pada kasus tertentu, CT tidak dapat membantu, terutama pada pasien dengan perawatan gigi ekstensif, termasuk tambalan atau implan, yang dapat mengganggu interpretasi data. Dengan tidak melakukan CT, maka pasien tidak terpapar radiasi. MRI untuk area ini mungkin lebih dapat dilakukan.

Ketika melihat pencitraan, ahli radiologi membandingkan pencitraan baru dan lama untuk menentukan adanya perbedaan. Hal ini dapat berguna untuk menentukan patologi baru.

BAB 17: PERAWATAN EMERGENSI, RESUSITASI JANTUNG-PARU (RJP), DAN PERAWATAN PASIEN DENGAN LARINGEKTOMI DIBAWAH ANESTESI

Pernapasan penyelamatan untuk pasien dengan laringektomi dan pasien lain yang bernapas dengan leher

Pasien dengan laringektomi dan pasien lain yang bernapas dengan leher berisiko untuk tidak mendapatkan perawatan akut yang cukup ketika mereka mengalami kesulitan bernapas atau membutuhkan resusistasi jantung-paru (RJP). Departemen Emergensi dan petugas pelayanan kegawatdaruratan medis sering tidak mengenali pasien yang harus bernapas dengan leher. Mereka tidak tahu cara untuk memberikan oksigen dengan benar, dan dapat memberikan ventilasi mulut-ke-mulut, bukan mulut-ke-stoma. Hal ini dapat menyebabkan konsekuensi yang akan memperburuk kondisi pasien.

Banyak dari staf medis yang tidak familiar dengan cara merawat pasien dengan laringektomi, karena prosedur ini termasuk prosedur jarang. Dewasa ini, kanker laring dideteksi dan ditangani sejak awal progresi. Laringektomi total diindikasikan hanya untuk tumor besar dan tumor yang kembali setelah perawatan sebelumnya. Terdapat sekitar 60.000 individu yang telah mendapatkan prosedur ini di Amerika Serikat. Maka, petugas kegawatdaruratan medis tidak memiliki banyak pengalaman kontak dengan pasien dengan laringektomi.

Bagian ini akan menjelaskan kebutuhan khusus pasien dengan laringektomi dan pasien lainnya yang bernapas dengan leher, menjelaskan perubahan anatomi setelah laringektomi, bagaimana pasien dapat berbicara, dan cara mengenali mereka, menjelaskan cara membedakan pasien yang bernapas dari leher secara total atau parsial, dan menggambarkan prosedur dan peralatan yang dibutuhkan untuk pernapasan penyelamatan bagi mereka.

Penyebab kesulitan pernapasan akut pada pasien dengan laringektomi. Indikasi tersering bagi laringektomi adalah kanker kepala dan leher. Banyak pasien dengan laringektomi yang menderita penyakit lainnya akibat keganasan tersebut, dan pengobatannya termasuk radiasi, pembedahan, dan kemoterapi. Pasien dengan laringektomi juga memiliki kesulitan berbicara sehingga harus menggunakan beberapa metode untuk berkomunikasi.

Penyebab tersering terjadinya kesulitan bernapas secara tiba-tiba adalah sumbatan saluran napas karena aspirasi dari benda asing atau sumbatan mukus. Pasien dengan laringektomi juga dapat menderita penyakit lain seperti penyakit jantung, paru-paru, dan pembuluh darah yang sering berkaitan dengan usia.

Laringektomi total. Anatomi pasien dengan laringektomi berbeda dari anatomi orang biasa yang tidak menjalani prosedur ini. Setelah laringektomi total, pasien bernapas dari stoma (pembukaan di leher untuk trakea). Koneksi antara trakea dengan mulut dan hidung tidak terjadi lagi. (Gambar 1) Pasien dengan laringektomi mungkin tidak mudah dikenali karena sering menutupi stoma, dengan busa, bros, atau kain lainnya. Banyak juga pasien yang memasang HME (*Heat and Moisture Exchanger* atau Penukar Panas dan Kelembaban) atau perangkat bebas genggam di atas stoma mereka.

Metode komunikasi yang digunakan pasien dengan laringektomi. Pasien dengan laringektomi menggunakan berbagai metode komunikasi, termasuk menulis, artikulasi, Bahasa isyarat, dan metoda tiga bicara. Metode ini termasuk bicara esophagus, prostesis suara melalui pungsi trakeo-esofagus, dan laring elektronik (perangkat laring artifisial). Setiap metode ini menggantikan vibrasi yang seharusnya dihasilkan oleh pita suara, dengan sumber lainnya, sedangkan formasi kata-kata yang sebenarnya dilakukan oleh lidah dan bibir.

Perbedaan pasien yang bernapas dari leher secara total dan parsial. Staf medis harus dapat membedakan antara pasien yang bernapas secara parsial dengan yang total (pasien dengan laringektomi) karena penanganannya yang berbeda, Trakea tidak tersambung dengan saluran napas atas pada pasien yang bernapas dengan leher, dan seluruh pernapasan dilakukan melalui situs trakeostomi. Sebaliknya, meskipun pasien yang bernapas dengan leher secara parsial memiliki situs trakeostomi, masih terdapat koneksi antara trakea dan saluran pernapasan atas (Gambar 5). Walaupun pasien yang bernapas dengan leher secara parsial secara utama bernapas melalui stoma, namun mereka juga dapat bernapas melalui mulut dan hidung. Tingkat kemampuan bernapas melalui saluran napas berbeda-beda tiap pasien.

Sebagian besar pasien yang bernapas dengan leher secara parsial, bernapas melalui tabung trakeostomi, yang mungkin menonjol keluar dari stoma dan sering terikat ke leher. Jika pasien tersebut gagal dikenali, maka dapat mengarah kepada perawatan yang tidak sesuai.

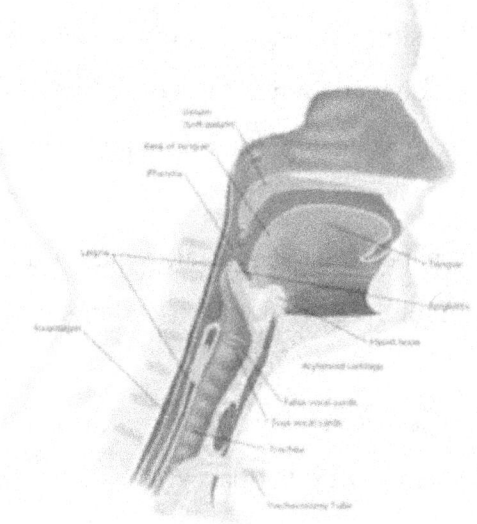

Gambar 5: Anatomi pasien yang bernapas dengan leher secara parsial

Menyiapkan pernapasan penyelamatan. Langkah-langkah unutk menyelamatkan pasien yang bernapas dengan leher adalah:

1. Tentukan respon pasien
2. Aktifkan pelayanan kegawatdaruratan
3. Posisikan pasien dengan menaikkan bahunya sehingga lebih tinggi
4. Buka leher pasien dan lepaskan segala sesuatu yang menutupi stoma seperti penyaring atau kain, yang dapat menyulitkan akses ke saluran pernapasan
5. Amankan saluran napas di stoma dan lepaskan segala sesuatu yang menghalangi saluran napas seperti penyaring atau HME
6. Bersihkan stoma dari mukus

Melepaskan kerangka stoma tidak perlu, kecuali alat tersebut menghalangi saluran napas. Tabung laringektomi atau kancing stoma dapat dilepaskan secara hati-hati. Prosthesis suara tidak boleh dilepaskan, kecuali jika menghalangi saluran napas, karena biasanya tidak akan mengganggu pernapasan atau *suctioning*. Jika prosthesis terlepas, maka harus dicopot dan diganti dengan kateter untuk mencegah aspirasi dan penutupan fistula. Jika terdapat tabung trakea, maka harus dilakukan *suction* setelah memasukkan 2-5 cc salin steril, atau dilepaskan secara utuh (bagian luar dan dalam) untuk membersihkan sumbatan mukus. Stoma harus dibersihkan dan disedot (*suction*). Langkah selanjutnya adalah mendengarkan suara napas dari stoma. Jika kanul trakeostomi tersumbat, dada tidak akan mengembang.

Jika kanul trakeostomi digunakan untuk resusitasi, maka harus lebih pendek dari tabung reguler sehingga sesuai dengan panjang trakea. Memasukkan kanul harus secara hati-hati agar prostesis suara tidak terlepas. Hal ini mungkin memerlukan penggunaan kanul dengan diameter yang lebih kecil.

Jika pasien bernapas secara normal, maka ia harus dianggap seperti pasien lain yang tidak sadar. Jika membutuhkan administrasi oksigen yang lama, maka harus dalam bentuk dilembabkan.

Mendeteksi pulsasi arteri karotis mungkin menjadi sulit pada pasien-pasien dengan laringektomi karena adanya fibrosis pascaradiasi. Beberapa pasien mungkin tidak memiliki pulsasi arteri radialis pada salah satu lengannya, jika jaringan pada lengan tersebut digunakan untuk *flap* bebas guna merekonstruksi saluran napas.

Ventilasi pasien yang bernapas dari leher secara total. RJP bagi pasien yang bernapas dengan leher biasanya sama dengan yang dilakukan pada individu normal, namun dengan satu pengecualian besar. Pasien-pasien tersebut menerima ventilasi dan oksigen melalui stoma. Hal ini dapat dilakukan dengan ventilasi mulut ke stoma atau dengan masker oksigen (masker balita atau masker dewasa diputar 90° (Picture 4 dan 5). Melakukan pernapasan mulut ke mulut menjadi tidak berguna.

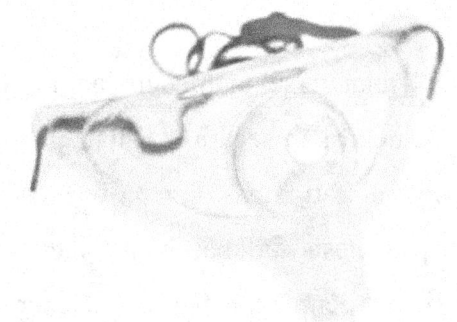

Picture 4: Masker Oksigen

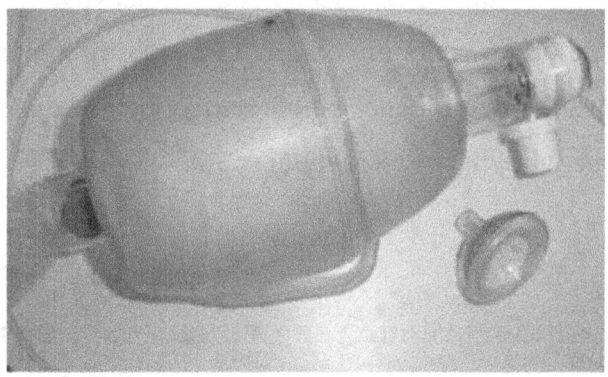

Picture 5: *Bag valve mask* ukuran balita yang digunakan pada pernapasan penyelamatan

Ventilasi pasien yang bernapas dengan leher secara parsial. Meskipun pasien yang bernapas dengan leher secara parsial menghirup dan menghembuskan napas melalui stoma, mereka tetap memiliki koneksi antara paru-paru dengan hidung dan mulut. Oleh karena itu, udara dapat keluar dari mulut dan/atau hidung, sehingga mengurangi efikasi ventilasi. Walaupun pasien-pasien ini juga menerima ventilasi melalui stoma, mulut mereka harus tetap ditutup dan hidung juga ditutup untuk mencegah udara keluar. Hal ini dapat dicapai dengan menutup mulut dan hidung pasien rapat-rapat.

Kesimpulan: Departemen emergensi dan staf pelayanan kegawatdaruratan harus waspada terhadap perbedaan pasien yang bernapas dari mulut dan hidung dan dari leher. Pengetahuan petugas kesehatan di dalam komunitas mungkin berbeda-beda. Banyak petugas tidak familiar dengan perawatan pasien yang bernapas dari leher meskipun diajarkan dalam kursus RJP. Kemampuan membedakan kebutuhan pasien sangatlah penting. Administrasi oksigen yang sesuai dan ventilasi melalui stoma dan detil spesifik dari RJP untuk pasien yang bernapas dari leher harus dilatih secara berkala. Komunitas medis dan pelayanan kegawatdaruratan harus mempertahankan pengetahuan mereka tentang perawatan yang sesuai untuk pasien-pasien tersebut, sehingga pelayanan efektif dapat diberikan saat dibutuhkan.

Masalah pernapasan yang khas pada pasien yang bernapas dari leher termasuk sumbatan lendir, dan aspirasi benda asing. Meskipun pasien yang bernapas dari leher secara parsial menghirup dan menghembuskan napas terutama melalui stoma mereka, mereka masih memiliki koneksi antara paru-paru mereka, hidung mereka, dan mulut mereka. Sebaliknya, hubungan seperti itu tidak ditemukan di pasien yang bernapas melalui leher secara total. Keduanya harus diventilasi melalui situs trakeostomi. Namun, mulut perlu ditutup dan hidung juga ditutup pada pasien yang bernapas dengan leher secara parsial demi mencegah keluarnya udara. *Bag valve mask* anak-anak atau balita harus digunakan dalam ventilasi melalui stoma.

Memastikan perawatan kegawatdaruratan yang cukup bagi pasien yang bernapas dari leher, termasuk pasien dengan laringektomi.

Pasien yang bernapas dengan leher berisiko mendapatkan perawatan yang tidak cukup ketika sedang kesulitan bernapas.

Pasien-pasien ini dapat melakukan beberapa hal di bawah untuk mencegahnya:

1. Menggunakan gelang yang mengidentifikasi mereka sebagai pasien yang bernapas dengan leher

2. Membawa catatan berisi kondisi kesehatan, obat-obatan, nama dokter, serta informasi kontaknya

3. Menempelkan stiker di bagian dalam kaca mobil yang menunjukkan mereka adalah sebagai pasien dengan laringektomi, serta informasi perawatan saat emergensi

4. Menempelkan catatan di pintu depan rumah untuk mengidentifikasi

5. Menggunakan laring elektronik lebih berguna dan membuat pasien dapat berkomunikasi saat kondisi gawatdarurat. Pasien yang menggunakan pungsi trakeoesofagus untuk bicara mungkin tidak akan dapat berbicara karena HME harus dilepaskan

6. Memberitahu pelayanan emergensi lokal, serta polisi bahwa pasien bernapas melalui leher dan tidak dapat bicara saat emergensi

7. Memastikan bahwa petugas medis di IGD Rumah Sakit terdekat dapat mengenali dan menangani pasien yang bernapas dengan leher

Pasien dengan laringektomi dianjurkan untuk berwaspada dan meningkatkan kesadaran petugas kesehatan dan petugas pelayanan kegawatdaruratan di daerah mereka. Hal ini bisa menjadi tugas yang berkelanjutan, karena pengetahuan penyedia layanan kesehatan dapat bervariasi dan berubah seiring waktu.

Terdapat sebuah video yang menjelaskan metode yang diperlukan untuk memberikan perawatan pernapasan gawatdarurat untuk pasien yang bernapas dengan leher:

http://www.youtube.com/watch?v=YE-n8cgl77Q

Pasien dapat membagikan presentasi ini ke petugas kegawatdaruratan terdekat.

Menjalani prosedur atau pembedahan sebagai pasien dengan laringektomi

Menjalani prosedur, (mis., Kolonoskopi) dengan sedasi atau pembedahan oleh anestesi lokal atau umum merupakan tantangan bagi pasien dengan laringektomi. Sayangnya, sebagian besar tenaga medis yang merawat pasien dengan laringektomi sebelum, selama, dan setelah operasi tidak terbiasa dengan anatomi mereka yang unik, bagaimana mereka berbicara, dan bagaimana mengatur saluran udara mereka selama dan setelah prosedur atau operasi. Ini termasuk perawat, teknisi medis, ahli bedah dan bahkan ahli anestesi.

Karena itu disarankan agar pasien dengan laringektomi menjelaskan kebutuhan dan anatomi mereka yang unik terlebih dahulu kepada orang-orang yang akan merawatnya. Menggunakan ilustrasi atau gambar yang jelas sangat membantu. Pasien yang memiliki prostesis suara harus membiarkan ahli anestesi melihat stoma mereka untuk memahami fungsinya dan diperingatkan untuk tidak melepaskannya. Pasien dapat memberikan video kepada ahli anestesi yang menggambarkan cara ventilasi pernafasan leher (tersedia secara bebas dengan menghubungi Atos Medical Inc.) atau memberi mereka tautan ke sana di YouTube di: http://www.youtube.com/watch?v=YE-n8cgl77Q

Tenaga medis harus memahami bahwa seseorang dengan laringektomi total tidak memiliki hubungan antara orofaring dan trakea, dan oleh karena itu ventilasi dan *suction* jalan nafas harus dilakukan melalui stoma, dan bukan melalui hidung atau mulut.

Menjalani prosedur dengan sedasi atau pembedahan dengan anestesi lokal merupakan tantangan bagi pasien dengan laringektomi karena berbicara dengan laring elektronik atau prosthesis suara umumnya tidak memungkinkan. Hal ini karena stoma ditutupi oleh masker oksigen dan tangan pasien biasanya diikat. Namun, individu yang berbicara dengan esofagus dapat berkomunikasi pada prosedur atau operasi yang dilakukan dengan anestesi lokal.

Penting untuk dilakukan diskusi tentang kebutuhan khusus pasien dengan tim medis sebelum pembedahan. Hal ini mungkin memerlukan pengulangan beberapa kali, pertama ke ahli bedah, kemudian ke ahli anestesi pada saat pemeriksaan pre-operasi, dan terakhir di hari operasi ke tim anestesi yang akan berada di dalam ruang operasi. Setiap kali menjalani prosedur medis atau pembedahan dengan anestesi lokal, pasien dapat berkoordinasi dengan ahli anestesi bagaimana cara memberi tahunya tentang rasa sakit, atau kebutuhan untuk *suction*. Sinyal tangan, anggukan kepala, pembacaan bibir atau suara yang dihasilkan oleh esofagus dapat membantu.

Menggunakan saran-saran tersebut dapat membantu pasien mendapatkan perawatan yang sesuai.

Pedoman baru resusitasi jantung-paru (RJP)

Pedoman RJP oleh American Heart Association tahun 2010 yang baru hanya membutuhkan kompresi jantung; pernapasan mulut ke mulut tidak lagi diperlukan. Tujuan utama dari pedoman baru ini adalah untuk mendorong lebih banyak orang untuk memberikan RJP. Banyak orang menghindari resusitasi mulut ke mulut karena mereka merasa tidak bisa untuk bernapas ke dalam mulut atau hidung seseorang. Dorongan untuk membuat pedoman baru adalah bahwa lebih baik menggunakan metode kompresi dada saja, daripada tidak melakukan apa-apa. Video resmi yang menunjukkan RJP hanya dengan tangan tersedia di:

http://www.youtube.com/watch?v=zSgmledxFe8

Karena pasien dengan laringektomi tidak dapat memberikan ventilasi mulut ke mulut, pedoman RJP lama mengecualikan mereka dari menyediakan bagian pernapasan RJP. Karena pedoman baru tidak memerlukan ventilasi mulut ke mulut, pasien dengan laringektomi juga dapat memberikan RJP. Namun, bila mungkin, metode RJP lama yang menggunakan ventilasi jalan napas dan kompresi jantung tetap harus digunakan. Ini karena metode "kompresi dada saja" tidak dapat menopang seseorang untuk jangka waktu yang lama karena tidak ada aerasi paru-paru.

Pasien dengan laringektomi yang membutuhkan RJP mungkin juga membutuhkan ventilasi pernapasan. Salah satu penyebab umum masalah pernapasan pada pasien dengan laringektomi adalah obstruksi jalan napas karena sumbatan lendir atau benda asing. Menghilangkan hal-hal ini mungkin penting. Resusitasi mulut ke stoma sangat penting dan mudah dilakukan ketimbang pernapasan mulut ke mulut.

Pasien dengan laringektomi yang bernapas melalui HME dan melakukan RJP pada orang yang membutuhkan resusitasi mungkin harus melepaskan HME sementara. Hal ini membuat pasien dengan laringektomi dapat menghirup lebih banyak udara ketika mereka memberikan kompresi jantung hingga seratus kali per menit.

BAB 18: BEPERGIAN SEBAGAI PASIEN DENGAN LARINGEKTOMI

Bepergian sebagai pasien dengan laringektomi dapat menjadi hal yang penuh tantangan. Perjalanan yang dilalui dapat memaparkan pasien kepada tempat-tempat yang belum familiar, jauh dari rutinitas dan kenyamanan yang dirasakan pasien sehari-hari. Pasien dengan laringektomi mungkin dituntut untuk merawat saluran napasnya di tempat yang tidak familiar. Sebelum bepergian, biasanya diperlukan perencanaan di awal, sehingga peralatan esensial tersedia selama perjalanan. Perawatan saluran napas dan kondisi kesehatan pasien tetap penting dan harus dilakukan selama bepergian.

Merawat saluran napas di atas pesawat dengan penerbangan komersil

Melakukan penerbangan (terutama penerbangan dengan waktu yang lama) dengan pesawat komersil menimbulkan banyak tantangan. Beberapa faktor dapat menyebabkan trombosis vena dalam (DVT), yaitu dehidrasi (karena rendahnya kelembaban pada udara kabin di ketinggian tertentu), tekanan oksigen yang rendah di dalam pesawat, dan kondisi pasien yang imobil. Faktor-faktor ini ketika dikombinasikan akan menyebabkan sumbatan darah pada tungkai bawah, yang dapat terlepas dan bersirkulasi di dalam darah dan sampai di paru-paru, dimana akan menyebabkan emboli paru. Kondisi ini merupakan komplikasi serius dan konsisi kegawatdaruratan medis/

Selain itu, kelembaban udara yang rendah dapat mengeringkan trakea dan membuat sumbatan mukus. Awak kabin biasanya kurang familiar dengan kebutuhan udara untuk pasien dengan laringektomi (seperti mengalirkan udara melalui stoma, bukan dari mulut atau hidung).

Beberapa langkah di bawah dapat diambil untuk mencegah masalah potensial:

- Minum setidaknya 226 gram air setiap dua jam di atas pesawat, termasuk saat pesawat berada di daratan

- Menghindari alkohol dan minuman berkafein karena menyebabkan dehidrasi
- Memakai pakaian yang longgar
- Menghindari duduk dengan posisi menyilangkan kaki, karena posisi tersebut dapat mengurangi aliran darah di kaki
- Menggunakan kaos kaki kompresi
- Jika merupakan pasien dengan risiko tinggi, lakukan konsultasi ke dokter untuk mengkonsumsi aspirin sebelum penerbangan guna mencegah sumbatan darah
- Melakukan olahraga kaki, sering berdiri atau berjalan di pesawat ketika kondisi memungkinkan
- Memilih kursi di barisan pintu keluar, atau kursi di sebelah lorong yang memiliki ruang lebih besar untuk kaki
- Berkomunikasi dengan awak kabin menggunakan tulisan jika suara bising di pesawat menyulitkan untuk berbicara
- Menginjeksi air salin ke dalam stoma secara periodik selama penerbangan untuk menjaga trakea agar tetap lembab
- Menempatkan peralatan medis, seperti peralatan perawatan stoma dan elektrolaring (jiga digunakan) di tempat yang mudah diakses di dalam koper/tas barang bawaan (*carry-on*). Peralatan medis biasanya diizinkan untuk dibawah sebagai barang bawaan ekstra.
- Menutup stoma dengan *heat and moisture exchanger* (HME) atau kain lembab untuk menyediakan kelembaban
- Menginformasikan kepada awak kabin tentang kondisi sebagai pasien dengan laringektomi

Langkah-langkah ini membuat perjalanan udara lebih mudah, dan aman untuk pasien dengan laringektomi dan pasien-pasien lain yang bernapas dengan leher.

Peralatan apa yang harus dibawa saat bepergian?

Ketika bepergian, sebaiknya semua peralatan perawatan saluran napas dan obat-obatan yang diperlukan dibawa dalam satu tas khusus. Tas ini tidak boleh dimasukkan ke dalam bagasi pesawat, harus menjadi barang bawaan dan aksesnya harus mudah.

Barang-barang yang direkomendasikan dibawa dalam tas adalah:

- Catatan ringkas berisi daftar obat-obatan rutin, diagnosis medis, nama dan informasi kontak dokter, surat rujukan kepada ahli bicara dan Bahasa, serta resep obat-obatan
- Bukti asuransi medis dan gigi
- Persediaan obat-obatan pribadi
- Lembaran tisu
- Pinset, cermin, senter (dengan baterai cadangan)
- Alat pengukur tekanan darah (bagi pasien hipertensi)
- Air salin
- Peralatan untuk memasang HME
- Peralatan HME
- Membawa elektrolaring (dengan baterai cadangan) bahkan bagi orang dengan prostese suara dapat menguntungkan jika pasien tidak dapat berbicara
- Alat untuk mengamplifikasi suara (jika diperlukan, dengan baterai cadangan atau pengisi daya)
-

Pasien yang menggunakan prostesa suara harus selalu membawa alat-alat ini:

- Kuas dan alat untuk membilas guna membersihkan prostesis suara trakeoesofageal
- HME bebas genggam sebagai cadangan dan prosthesis suara ekstra
- Kateter Foley merah (untuk diletakkan di dalam pungsi prostesis suara jika prosthesis suara terlepas)

Jumlah barang tergantung kepada lama perjalanan. Akan berguna jika pasien membawa informasi kontak dokter dan ahli patologi bicara dan bahasa di tempat yang akan dituju.

Menyiapkan kotak dengan informasi dan peralatan yang esensial

Pasien dengan laringektomi mungkin membutuhkan perawatan medis, baik emergensi ataupun non-emergensi di rumah sakit atau fasilitas kesehatan lainnya. Karena pasien sering mengalami kesulitan dalam berkomunikasi dengan petugas medis dan memberikan informasi, terutama saat sedang panik, maka perlu disiapkan suatu map berisi informasi-informasi yang penting. Di samping itu, penting juga untuk membawa suatu kotak berisi barang dan peralatan yang dibutuhkan untuk stoma pasien. Kotak ini harus diletakkan di tempat yang mudah dijangkau ketika terjadi kegawatdaruratan.

Kotak tersebut harus berisi:

- Catatan terkini tentang riwayat medis dan riwayat pembedahan, daftar alergi, dan daftar diagnosis
- Catatan obat-obatan yang rutin diminum, dan hasil seluruh prosedur, pemeriksaan radiologis, dan pemeriksaan laboratorium. Data-data ini dapat dikumpulkan di dalam suatu CD ataupun USB
- Informasi dan bukti asuransi kesehatan
- Informasi (telepon, email, alamat) dokter, ahli bicara dan Bahasa, serta keluarga dan kerabat dari pasien.
- Gambar anatomis leher dari tampilan samping yang menjelaskan anatomi saluran napas pasien, dan jika diperlukan, letak prostesis suara
- Buku catatan dan pulpen
- Elektrolaring dengan baterai cadangan (juga untuk pasien yang menggunakan prostesis suara)
- Kotak tisu
- Persediaan air salin, filter HME, kerangka HME, dan alat yang dibutuhkan untuk memasang, melepaskan, serta membersihkan prostesis suara
- Pinset, cermin, senter (dengan baterai cadangan)

Ketersediaan barang-barang tersebut akan sangat penting jika terjadi kegawatdaruratan ataupun saat perawatan biasa.

TAMBAHAN

Sumber daya yang berguna:

• American cancer society information on head and neck cancer at:

http://www.cancer.gov/cancertopics/types/head-and-neck/

• United Kingdom cancer support site on head and neck cancer at:

https://www.macmillan.org.uk/information-and-support/larynx-cancer

• International Association of Laryngectomees at: https://www.theial.com/

• Oral Cancer Foundation at: http://oralcancerfoundation.org/

• Mouth Cancer Foundation at: http://www.mouthcancerfoundation.org/

• Support for People with Oral and Head and Neck Cancer at: http://www.spohnc.org/

• A site that contains useful links for laryngectomees and other head and neck cancer

patients at: http://www.bestcancersites.com/laryngeal/

• Head and Neck Cancer Alliance at: http://www.headandneck.org/

• The Thyroid, Head and Neck Cancer (THANC) Foundation supports research and

education in the early detection and treatment of thyroid and head and neck cancer.

https://thancfoundation.org/

• Head and Neck Cancer Alliance Support Community at:

http://www.inspire.com/groups/head-and-neck-cancer-alliance/

• WebWhispers at: http://www.webwhispers.org/

• Self Help for Laryngectomee book by Edmund Lauder:

https://www.inhealth.com/product_p/ta5000.htm

• My Voice –created by Itzhak Brook MD. Information website for laryngectomee and

head and neck cancer patients. at: http://dribrook.blogspot.com

• A book by Brook I." My Voice: A Physician's Personal Experience with Throat

Cancer." Createspace, Charleston SC, 2009. ISBN:1-4392-6386-8 http://goo.gl/j3r51V

Paperback and Kindle at http://goo.gl/j3r51V Free download at

https://dribrook.blogspot.com/p/my-voice-physicians-personal-experience.html

- Brook I. "The Laryngectomee Guide for COVID-Pandemic". eBook (free) https://bit.ly/2AY41RO , paper at: https://bit.ly/3glrlJf

- Laryngectomee Newsletter by I Brook MD. COVID-19 management in laryngectomees https://laryngectomeenewsletter.blogspot.com/

Grup Laryngectomees di Facebook:

- Laryngectomy Support
- Strictly speaking a laryngectomy
- Lary's speakeasy throat cancer group
- Survivors of head and neck cancer
- Throat and oral cancer survivors
- Head and neck cancer survivors
- Support for People with Oral and Head and Neck Cancer (SPOHNC)
- National Association of Laryngectomy Clubs (NALC)
- Webwhispers Facebook group
- Care givers for laryngectomees

Daftar pemasok medis utama untuk laryngectomees:

- Atos Medical: http://www.atosmedical.us/
- Bruce Medical Supplies: http://www.brucemedical.com/
- Fahl Medizintechnik: http://www.fahl-medizintechnik.de/
- Griffin Laboratories: http://www.griffinlab.com/
- InHealth Technologies: http://store.inhealth.com/
- Lauder The Electrolarynx Company: http://www.electrolarynx.com/
- Luminaud Inc.: http://www.luminaud.com/
- Romet Electronic larynx: http://www.romet.us/
- Ultravoice: http://www.ultravoice.com/
- Ceredas : http://www.ceredas.com/

TENTANG PENULIS

Itzhak Brook adalah dokter yang berspesialisasi dalam pediatri dan penyakit menular. Dia adalah Profesor Pediatri di Georgetown University Washington D.C. dan bidang keahliannya adalah anaerob dan infeksi kepala dan leher termasuk sinusitis. Dia telah melakukan penelitian ekstensif pada infeksi saluran pernapasan dan infeksi setelah paparan radiasi pengion. Brook adalah penulis "My Voice-a Physician with Throat Cancer". Dia adalah anggota dewan dari Aliansi Kanker Kepala dan Leher. Brook adalah penerima Penghargaan Lulusan Etika Medis J. Conley 2012 oleh American Academy of Otolaryngology-Head and Neck Surgery. Brook didiagnosis menderita kanker tenggorokan pada 2006 dan menjadi laryngectomee pada 2008.